Inauguration du buste du Dr Dumontpallier
membre de l'Académie de médecine, médecin de l'Hôtel-Dieu
le 24 juin 1913

---

Discours des Drs Jules Voisin, Beni-Barde,
Ladame (de Genève), de M. Levatois, président des Normands de Paris,
et de M. le Professeur Charles Richet

# L'hypnotisme et la psychothérapie

## dans l'œuvre de

# DUMONTPALLIER

par


**LE Dr BÉRILLON**

secrétaire général de la Société de psychothérapie
professeur à l'Ecole de psychologie
médecin inspecteur des asiles d'aliénés


---

*Prix : 1 franc*

---


PARIS

*REVUE DE PSYCHOTHÉRAPIE*
4, rue Castellane (8e)

*MALOINE, Editeur*
Place de l'Ecole-de-Médecine

1914


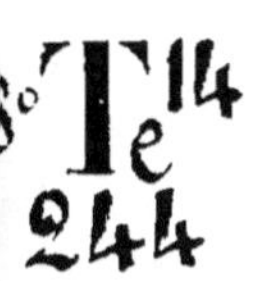

# Inauguration du buste de Dumontpallier

sous la présidence de M. Charles Richet
assisté de MM. les professeurs Chauveau, Dastre, Henneguy,
Lucas-Championnière, Ladame (de Genève),
Hallopeau, et Ribemont-Dessaignes

---

1. **Lettre de M. le professeur Bouchard.**
2. **Allocution de M. le Dr Jules Voisin,** président de la Société de psychothérapie.
3. **Discours de M. le Dr Bérillon-Barde.**
4. **Discours de M. le Dr Ladame (de Genève).**
5. **Discours de M. Levavois,** avocat à la Cour, président des Normands de Paris.
6. **Hymne à Dumontpallier,** par M. Jules Bois.
7. **L'hypnotisme et la psychothérapie dans l'œuvre de Dumontpallier,** par M. le Dr Bérillon, secrétaire général de la Société de psychothérapie.
8. **Discours de M. le professeur Charles Richet.**

---

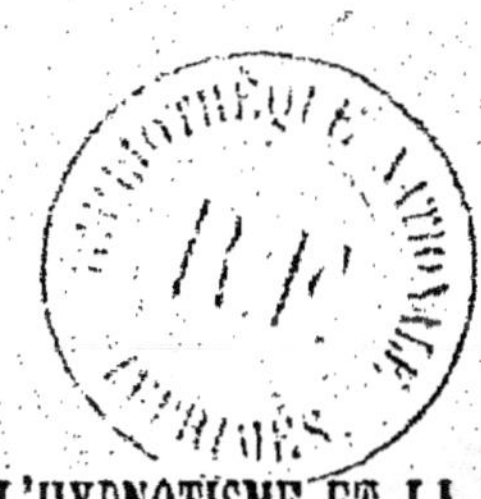

# L'HYPNOTISME ET LA PSYCHOTHÉRAPIE DANS L'ŒUVRE DE DUMONTPALLIER

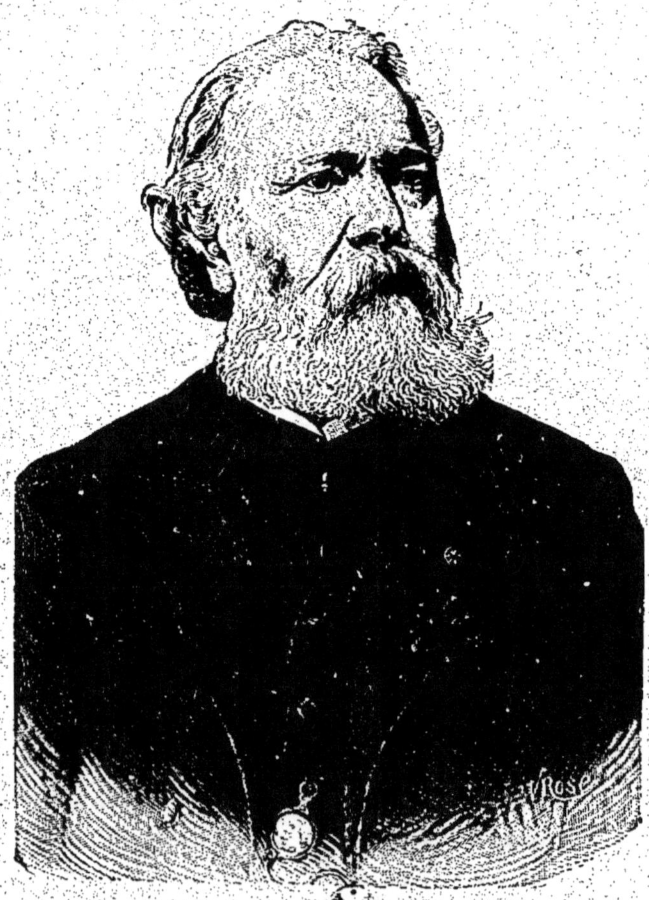

Le Dr Dumontpallier (1827-1899)

Inauguration du buste du Dr Dumontpallier
le 24 juin 1913

---

Discours des Drs Jules Voisin, Beni-Barde, Ladame (de Genève)
Charles Richet et de M. Levatois





---

# L'hypnotisme et la psychothérapie

dans l'œuvre de

# DUMONTPALLIER

par M. le Dr BÉRILLON
secrétaire général de la Société de psychothérapie
professeur à l'École de psychologie

---

*Prix : 1 franc*

---

PARIS
AUX BUREAUX DE LA *REVUE DE PSYCHOTHÉRAPIE*
*4, Rue de Castellane, 4*

1914

# INAUGURATION

DU

# Buste du Docteur DUMONTPALLIER

membre de l'Académie de médecine, médecin de l'Hôtel-Dieu, secrétaire perpétuel de la Société de biologie, président perpétuel de la Société de psychothérapie, d'hypnologie et de psychologie.

---

La Société de psychothérapie, d'hypnologie et de psychologie a procédé, dans sa 22e séance annuelle, le 24 juin 1913, à l'inauguration du buste de son regretté président fondateur, M. le Dr Dumontpallier, sous la présidence d'honneur de MM. Beaunis, professeur honoraire de la Faculté de Nancy, Jules Voisin, président de la Société de psychothérapie; Edmond Perrier, directeur du Muséum, d'Arsonval, Lucas Championnière, Yves Delage, Armand Gautier, membres de l'Institut, Tamburini (de Rome), Morselli (de Gênes), Lloyd Tuckey et W. Mitchel (de Londres), Van Renterghem (d'Amsterdam), Martinez Vargas (de Barcelone), Ladame (de Genève), Jaguaribe (de Sao-Paulo).

---

La séance était présidée par M. le professeur Charles Richet, professeur à la faculté, membre de l'Académie de médecine. Aux côtés du président avaient pris place au bureau: MM. Chauveau, de l'Institut, président de l'Académie de médecine ; Dastre, de l'Institut, président de la Société de biologie ; Henneguy, de l'Institut, professeur au Collège de France; Lucas Championnière, de l'Institut, chirurgien honoraire de l'Hôtel-Dieu ; M. le Dr Ladame, de Genève; M. le professeur Ribemont-Dessaignes, professeur à la faculté, membre de l'Académie de médecine, qui fut le premier interne de Dumontpallier; M. le Dr Hallopeau, membre de l'Académie de médecine ; MM. Boirac, recteur de l'Académie de Dijon ; Lionel Dauriac, professeur honoraire à la Faculté des lettres de Montpellier; Moret, vice-président de la Société ; M. le Dr Muselier, médecin honoraire de l'Hôtel-Dieu ; M. le Dr Beni-Barde ; M. le Dr Robert, médecin-inspecteur de l'armée ; M. le Dr Henrot, ancien directeur de l'Ecole de médecine de Reims; M. le professeur Daniel Berthelot ; M. le professeur Beauvisage, sénateur du Rhône ; M. Levatois, président de la Société des Normands de Paris ; M. Jules Bois, homme de lettres ; Mlle Hemmerlé, statuaire, auteur du buste ; M. le Dr Vimont, président du Syndicat des médecins de la Seine ; M. le Dr Bérillon, secrétaire général de la Société de psychothérapie ; M. le Dr Paul Farez, secrétaire général adjoint de la Société de psychothérapie.

Parmi les personnalités qui avaient répondu à l'appel du Conseil nous sommes heureux de citer : M. le Dr Witry, (de Metz) ; M. le professeur Sydney Alrutz, (d'Upsal) ; M. le Dr Charles Leroux, médecin en chef du dispensaire Furtado Heine ; M. le Dr Variot, médecin de l'Hôpital des enfants assistés ; M. le Dr Richardière, médecin de l'Hôpital des enfants malades ; M. le Dr Dupuy, vice-président de la société de biologie ; M. le Dr Chevallereau, médecin en chef des Quinze-Vingts ; M. le Dr Cornet, médecin en chef de la préfecture de la Seine ; M. le Dr Leudet ; M. le Dr Paul Joire (de Lille) ; M. le Dr Iribarne ; M. le Dr de Torrès (de Luchon) ; M. le Dr Petrowitch ; M. le Dr Lux, médecin principal ; M. le Dr Pottier, directeur de la maison de santé de Picpus ; M. le Dr Lehmann, médecin-major de 1re classe ; M. le Dr Bevalot ; M. le Dr Amouroux ; M. le Dr Tison ; M. le Dr Maestrati ; M. le Dr Bonnet-Lemaire ; M. le Dr Guelpa ; M. le Dr Quéry ; M. le Dr Le Menant des Chesnais ; M. le Dr Guinet ; M. le Dr Félix Regnault ; M. Année, avoué honoraire, vice-président des Normands de Paris ; MM. Guilhermet, avocat à la Cour ; M. le Dr Demonchy ; MM. Grollet, Lepinay, Louis Favre, Saint-Yves, Gosset, professeurs à l'Ecole de psychologie ; M. le Dr Moret, médecin-vétérinaire ; M. Lavault, médecin-vétérinaire ; M. Legrand, médecin-vétérinaire ; M. le Dr Bilhaut, président du Syndicat de la presse scientifique ; M. le Dr Bellencontre ; M. le Dr Mercier ; M. le Dr Richard d'Aulnay ; M. le Dr Germiquet, (de Romont, Suisse) ; M. le Dr Saint-Hilaire ; M. le Dr Barbier ; M. le Dr Degoix ; M. le Dr Leroux ; M. le Dr Dinguizli (de Tunis) ; M. Geffroy, avocat à la Cour ; M. le Dr Duboc ; M. le Dr Barthe de Sandfort ; M. le Dr Legoff ; M. le Dr Pascalis ; M. le Dr Boury ; M. le Dr Marceau Bilhaut ; M. le Dr Jaworski ; Mme la Doctoresse M. Roussel (de Rouen) ; M. le Dr René Mesnard ; M. le Dr Henri Aimé ; M. Even, directeur de la *Semaine Vétérinaire* ; M. le professeur Léon de Rosny, président de l'Alliance scientifique universelle ; M. le Dr A. de Biron ; M. le Dr Piogey ; M. le Dr Louis Borde ; M. le Dr A. Guillon, secrétaire général de la Société de médecine de Paris ; M. le Dr E. Monin ; M. le Dr Fournier ; M. le Dr Foveau de Courmelles, secrétaire général du syndicat de la presse scientifique ; M. le Dr Lombard ; M. A. Barthélemy, avocat à la Cour ; M. le Dr Lucien Nass, secrétaire général de la Maison du médecin ; M. le Dr Suzor ; M. J. Gabrys (de Vilna) ; M. Loris Melikoff (de St-Pétersbourg) ; M. le Dr Henriquez ; M. le Dr de Gerin (de Los Angeles) ; M. le Dr Mechelin (d'Helsingfors) ; M. le Dr Artault de Vevey ; M. le Dr Hanus, avocat à Lille ; Mlle Lucie Bérillon, professeur au lycée Molière ; Mlle Dyvrande, avocat à la Cour ; M. Loo-Chang-Tsaï (de Changhaï ; M. le Dr Conan ; Mme la Dresse Salmen (de Vienne) ; M. Scie-Ton-Fa ; M. Raymond Hamet, avocat à la cour ; M. Laustier, professeur au lycée Henri IV ; M. le Dr Jugeat ; M. le Dr Bouillet ; M. le Dr Fasquelle ; M. le Dr Trouette ; M. le Dr Cazaux ; M. le Dr Crauk ; M. le Dr Clarke ; M. le Dr Gascard ; M. le Dr Baudier ; M. le Dr Bellemanière ; M. le Dr Sauvez ; M. le Dr Boucard ; M. Quinque, directeur de l'Établissement médico-pédagogique de Créteil ; M. le Dr Berthet ; M. Levasseur, avocat à la Cour d'appel ; et un grand nombre de médecins, de professeurs de l'université dont nous n'avons pu noter les noms.

La famille de Dumontpallier, invitée à assister à l'inauguration du buste, était représentée à la solennité par sa fille Mme Leclerc-Dumontpallier; M. Leclerc-Dumontpallier; M. Clément Leclerc et Mlle May Leclerc; ses deux fils MM. Louis et Jean Dumontpallier; son petit-fils M. Pierre Dumontpallier.

Dès l'ouverture de la séance, M. le Dr Bérillon, secrétaire du comité, donne lecture d'un grand nombre de lettres d'excuses parmi lesquelles nous sommes heureux de reproduire les suivantes. Elles témoignent de l'admiration et la haute estime dans lesquelles Dumontpallier était tenu par tous ceux qui l'ont connu :

De M. le professeur Bouchard, membre de l'Institut.

Cannes, 22 juin 1913.

Mon cher confrère,

C'eût été pour moi une grande satisfaction d'assister à la manifestation où sera honorée la mémoire de Dumontpallier.

Aux caractères particuliers de ses travaux et à sa courageuse initiative que vous voulez surtout glorifier s'ajoute, dans mon souvenir reconnaissant, la part qu'il a prise pendant de longues années à la vie de la Société de Biologie, à côté de ses grands présidents Rayer, Claude Bernard, Paul Bert, Brown-Séquard, Marey; ne parlons pas des vivants.

Les suites d'un grave accident m'empêchent de me joindre à vous.

Veuillez agréer, l'expression de mes plus dévoués sentiments.

Bouchard.

De M. le professeur Armand Gautier, de l'Institut.

Mon cher confrère,

J'arrive d'Italie où j'ai passé près d'un mois; voyage fait à l'occasion du prix international dont j'étais juge. Je trouve en arrivant votre carte et le mot très aimable qui m'invite à concourir à la fête où vous allez célébrer la mémoire de Dumontpallier. Mais très fatigué à mon retour de voyage par le travail accumulé, permettez-moi pour cette fois de décliner l'honneur que vous voulez bien me faire en m'associant à cette fête. Elle sera très bien présidée par mon ami Ch. Richet et c'est ce qui augmente encore mon regret de ne pouvoir venir m'asseoir à côté de vous.

Recevez, mon cher confrère, l'expression de mes sentiments très cordiaux.

Armand Gautier.

De M. le professeur Roux, directeur de l'Institut Pasteur, membre de l'Institut.

Mon cher ami,

Je vous remercie bien cordialement de votre invitation à la séance et au banquet du 24 juin en l'honneur de la mémoire de Dumontpallier, j'aurais été heureux d'y assister si ma santé me l'avait permis. J'ai connu personnellement Dumontpallier et j'ai gardé un respectueux souvenir de son caractère, de son activité et de son dévouement à la science.

Bien à vous.

Dr E. Roux.

De M. le Dr Balzer, membre de l'Académie de médecine.

Mon cher confrère et ami,

Je vous remercie beaucoup de votre bonne invitation ; je regrette beaucoup de ne pas pouvoir aller ce soir à votre manifestation en souvenir de Dumontpallier. Si ma santé me l'avait permis, je me serais fait un devoir et un plaisir de me joindre à vous.

Merci et bien cordialement. Dr Balzer.

De M. le professeur Pozzi, membre de l'Académie de médecine.

Mon cher collègue et ami,

J'aurais été heureux de me rendre à cette cérémonie où l'on inaugure le buste de mon ancien collègue et maître le Dr Dumontpallier, malheureusement cela me sera absolument impossible.

Croyez à mes regrets et agréez, etc. Dr S. Pozzi.

De M. le Dr Porak, membre de l'Académie de médecine.

Mon cher confrère,

Je suis très sensible au bon souvenir que vous voulez bien conserver de nos anciennes relations. La mémoire de Dumontpallier m'est restée très chère. Je me soigne à la campagne. Une hygiène sévère m'y retient et m'y est imposée.

Veuillez donc excuser mon absence et croire qu'il me faut des raisons très sérieuses pour ne pas me joindre à vous et à vos amis.

Bien cordialement votre Porak.

De M. le professeur Branly, membre de l'Institut.

Cher confrère et ami,

Vous pouvez croire que j'aurais été très heureux d'assister à votre banquet et d'honorer avec vous Dumontpallier que j'ai suivi autrefois avec beaucoup d'intérêt. Malheureusement, en cette fin d'année je suis très fatigué.

Votre bien cordialement dévoué.

E. Branly.

De M. Mesureur, directeur de l'Assistance publique, membre de l'Académie de médecine.

Mon cher docteur et ami,

J'aurais considéré comme un plaisir et comme un devoir d'assister à l'inauguration du buste du Dr Dumontpallier, mais je suis convoqué demain à 4 h. à la commission d'assistance du Conseil municipal où je dois me rendre après l'Académie.

Veuillez donc m'excuser et croire à tous mes regrets.

Votre bien dévoué.

Mesureur.

De M. le Dr Gellé, ancien vice-président de la Société de Biologie.

Très honoré confrère et ami,

Je regrette profondément que mes 80 ans m'interdisent d'assister à cette solennité ; veuillez m'excuser auprès de mes maîtres, de mes amis et confrères. J'assisterai de cœur à cette resurgence de mon regretté Dumontpallier. J'étais aux côtés du Dr Raymond et je parlais après lui, auprès de la tombe. La rançon de vieillir est de voir ses amis disparaître. Merci d'avoir rappelé ces chers souvenirs.

Dr Ernest Gellé.

De M. le professeur Lacassagne, de Lyon.

Mon cher confrère,

Fort occupé ces jours-ci, j'ai oublié de répondre à votre aimable invitation; nous sommes en pleine période d'examens et il m'est impossible de prendre part à l'inauguration du buste de Dumontpallier. J'ai connu ce savant à la Société des hôpitaux de Paris et je me rappelle la sympathie qu'il m'a témoignée. Veuillez prier le professeur Richet de présenter mes regrets à nos confrères, et agréez pour vous l'expression de mes sentiments les meilleurs.

Dr Lacassagne.

De M. le professeur Pierre Janet, de l'Institut.

Mon cher confrère,

J'espérais pouvoir me rendre à l'inauguration du buste de Dumontpallier; c'est pourquoi je ne vous ai pas répondu tout de suite.

Veuillez agréer mes regrets et croire à tous mes meilleurs sentiments.

Dr Pierre Janet.

Un télégramme de MM. les Drs Van Renterghem et Van der Chïys, d'Amsterdam).

Très honoré confrère,

En possession de l'invitation pour la séance du 24 juin prochain, nous venons vous exprimer tous nos regrets de ne pouvoir assister à cette réunion solennelle et vous prions d'être notre interprète pour dire qu'en pensée nous serons avec vous pour honorer la mémoire du grand homme qui fut notre dévoué maître, le Dr Dumontpallier.

Agréez, l'expression de nos sentiments confraternels.

Dr Van Renterghem et Dr Van der Chïys.

De M. le professeur Flournoy, (de Genève).

Mon cher et honoré collègue,

Veuillez agréer mes remerciements — bien tardifs — pour votre invitation à la séance d'inauguration du buste de Dumontpallier, et tous mes regrets d'avoir été empêché, par la distance et les occupations, d'assister à cette solennité. Recevez, je vous prie, mes souvenirs cordiaux.

Théodore Flournoy.

De M. le professeur Blanchard, de l'Académie de médecine.

Mon cher ami,

Mes fonctions de secrétaire annuel de l'Académie me priveront du plaisir d'assister à la séance annuelle de la Société de psychologie et de rendre ainsi hommage à la mémoire du regretté Dumontpallier et en même temps qu'à celle de notre ami Paul Magnin. Bien cordialement.

R. Blanchard.

Du Dr Raphaël Dubois, professeur de physiologie générale à l'université de Lyon.

Mon cher collègue et ami,

Je vous prie d'agréer tous mes remerciements pour votre aimable souvenir et pour l'invitation à laquelle j'ai le bien vif regret de ne pouvoir me rendre pour avoir le plaisir de vous applaudir lorsque vous exposerez les travaux scientifiques de Dumontpallier et rappellerez l'élévation de son caractère.

Bien amicalement.

R. Dubois.

De M. le Dr Léon Labbé, sénateur, membre de l'Institut et de l'Académie de médecine.

Mon cher Bérillon,

Je vous remercie de votre aimable invitation à l'inauguration du buste de mon ami Dumontpallier, et vous prie d'excuser mon absence, car mardi à 4 heures je serai au Sénat.

Avec mes remerciements et sentiments dévoués.

Léon Labbé.

De M. le Dr Jaguaribe, directeur de l'Institut psychothérapique de Sao-Paulo.

L'éloignement m'empêche d'assister à l'inauguration du buste de Dumontpallier. Le nom du fondateur de la Société de psychothérapie et de l'Ecole de psychologie domine la science de l'hypnotisme. Précurseur illustre de la psychothérapie, ses enseignements serviront de guide à tous les amis de la science française.

Dr Jaguaribe.

De M. le professeur Gley, membre de l'Academie de médecine.

J'ai beaucoup connu l'excellent Dumontpallier qui m'a toujours témoigné une grande bienveillance. Je ne saurais oublier que j'ai été son successeur immédiat au secrétariat général de la Société de biologie, à ce secrétariat auquel, vous vous le rappelez sans doute, il tenait tant.

Aussi mes regrets sont-ils profonds de ne pouvoir apporter mon hommage à la mémoire du clinicien et du thérapeute que vous avez voulu honorer.

G. Gley.

De M. le Dr Belin, médecin de la Charité, ancien interne de Dumontpallier.

Excusez-moi de ne pas pouvoir assister à la réunion où vous glorifierez à la fois et mon regretté ami Paul Magnin et mon ancien maître Dumontpallier auquel j'étais lié par tant d'affectueux souvenirs.

Dr Belin.

De M. le professeur Beaunis, professeur honoraire de la faculté de Nancy.

Mon cher collègue,

Vous avez bien voulu me rappeler l'époque lointaine où, contemporain de Dumontpallier, je poursuivais mes études sur l'hypnotisme.

Je n'ai pas oublié l'accueil que vous m'avez fait en me demandant de présider une séance annuelle de la Société de psychothérapie fondée par Dumontpallier et je m'associe à l'hommage que vous lui rendez. Je fais également des vœux pour le succès de l'Ecole de psychologie, dans laquelle tant de bons collaborateurs poursuivent l'œuvre dont vous avez eu l'initiative.

H. Beaunis.

De M. Liégeois, juge d'instruction à Epinal à M. le professeur Beaunis.

En voyant cette réunion organisée pour rendre hommage à Dumontpallier j'aurais été heureux d'évoquer avec vous les années de collaboration où, sous l'inspiration d'un idéal commun, vous jetiez avec Liébault et avec mon père les fondements des études sur l'hypnotisme et sur la psychothérapie.

J'aurais évoqué également le souvenir de la journée mémorable où sur l'initiative du professeur Liégeois, Dumontpallier, accompagné de ses élèves vint à Nancy accomplir un acte de justice et consacrer la valeur de Liébeault le vénéré fondateur de l'Ecole de Nancy.

Je m'associe du fond du cœur à la solennité placée sous votre présidence d'honneur et vous prie d'exprimer les sentiments dévoués du fils du professeur Liégeois à M. Charles Richet, président de la réunion, et à mes collègues de la Société.

G. Liégeois.

### De M. le Dr Preda, de Bukarest.

Je suis tout de cœur avec vous et je souhaite que la Société fondée par Dumontpallier vive longtemps afin de soutenir les principes scientifiques qu'il a si bien inspirés à ses élèves.

Dr Preda.

### De M. le professeur d'Arsonval, de l'Institut.

Si des obligations relatives à ma santé ne m'avaient tenu éloigné de Paris, j'aurais été heureux d'assister à la solennité en l'honneur de Dumontpallier dont j'ai pu apprécier la haute valeur.

D'Arsonval.

### De M. le Pr Simonin, professeur au Val-de-Grâce.

Je tiens à vous dire que je suis de cœur avec vous et m'associe aux hommages rendus à Dumontpallier.

Simonin.

### De M. le Dr Lloyd-Tuckey, (de Londres).

Depuis 1889, année ou après avoir pris part au premier Congrès de l'hypnotisme présidé par Dumontpallier, je n'ai cessé de suivre les progrès de la Société de psychothérapie fondée par lui. C'est dire combien je rends hommage aux idées qui l'ont inspiré et je regrette vivement de ne pouvoir me rendre à la réunion que vous organisez en son honneur.

Dr Lloyd-Tuckey.

A ces lettres si flatteuses pour la mémoire de Dumontpallier, il faut en joindre un grand nombre d'autres adressées par ses anciens élèves et par ceux qui avaient été en relations avec lui. Dans le nombre, nous mentionnerons les excuses de M. le Dr Tourtourat, de M. le Dr Lemesle ; de M. le Dr Ricard, chirurgien de Saint-Antoine ; de M. Grimbert, membre de l'Académie de médecine, ancien interne de Dumontpallier ; de M. le Dr Vallin, membre de l'Académie de médecine; de M. le Dr Duguet, membre de l'Académie de médecine ; de M. Mirman, directeur de l'assistance publique au ministère de l'Intérieur ; de M. Dabat, directeur au ministère de l'Agriculture; de M. Muteau, député ; de M. le Dr Reymond, sénateur ; de M. E. Laurent, secrétaire général de la préfecture de police ; de M. L. Achille, conseiller municipal de Paris; de M. le professeur Petit, d'Alfort ; de M. Bouvier, professeur au Muséum, membre de l'Institut ; de M. Valentino, directeur au sous-secrétariat des Beaux-Arts ; de MM. les professeurs Albert Robin ; Pitres (deBordeaux) ; Grasset (de Montpellier) ; Letulle ; Thiron (de Jassy) ; Spehl (de Bruxelles); le Dr Galippe, de l'Académie de médecine ; de MM. les Drs Milne Bramwell (de Londres) ; Bonjour (de Lausanne); Van Velsen (de Bruxelles) ; Orlitzky (de Moscou) ; Douglas Bryan (de Leicester) ; Cesari (de Rome) ; Préda (de Bukarest); Behrendt (de Dresde) ; Famenne (de Florenville) ; Bonamaison (de St-Didier) ; Cullerre (de Nantes) ; Roger (du Havre); Malet (de Cannes); Brion (de Meaux) ; Giné y Mariera (de Barcelone) ; Crichton Miller (de Londres) ; de M. Clark Bell, président de la *Médico-légal Society* (de New-York) ; de M. le Dr Chrétien, médecin-major ; de Mme Mackay ; de M. le Dr Destouches, directeur du *Courrier médical* ; de MM. les Drs Schreil ; Conan ; Trouette ; Willette ; Falibois ; Mayoux, maire adjoint du 18e arrondissement ; Gascard ; de MM. les Drs Caboche ; Lemasson Delalande ; Renaud Hue (de Rouen) ; de M. Granvilliers, rédacteur en chef de l'*Enfance anormale* ; de MM. les Drs Fournier ; Zaczycki ; Baguer, directeur de l'Institut départemental des sourds-muets ; de M. les Drs Dieupart ; Godon ; Bonnard, professeur à l'Ecole dentaire ; Plantier (d'Annonay) ; Lafontaine, secrétaire général de l'Union des Syndicats ; Magnier ; Robert ; Huchard, juge à Versailles ; Dyvrande, procureur de la République, à St-Quentin ; Lepeschkin (de Moscou) ; Guiffard, secrétaire général des Normands de Paris ; I. Polako ; Dr Bouteron ; Dr Soulier ; Dr Vlavianos (d'Athènes) ; Dr Manthos (de Syra) ; Lucien Bouvat ; Th. Leclère, pharmacien ; Olivier, avocat à la Cour ; Dr Germain Sée ; Dr Roger Voisin ; Chicoulan, censeur du Lycée Carnot ; Dr Pitsch, professeur à l'Ecole de stomatologie ; Dr Vahl, médecin en chef de l'asile de Pontorson ; Dr Georges Petit ; Dr Pailhas, médecin en chef de l'asile d'Albi ; Dr Ritti, secrétaire général de la Société médico-psychologique ; Dr A. Marie, médecin en chef de l'asile de Villejuif ; Mme la Doctoresse Constance Long (de Londres) ; M. le Dr Mitchell (de Londres) ; M. le Dr Vicente Hermandez (de Séville) ; M. le Dr Bajenoff (de Moscou) ; M. Crispulo Diaz (de Porto Rico) ; Dr Lingbeek (de la Haye) ; Dr Wiazemsky (de Laratow ; Dr Feuillade (de Lyon) ; Dr Joly (de Montvicq) ; Dr Foureault (d'Angers) ; Dr Vautourout (de Rouen) ; Dr Jennings (de Londres) ; etc., etc...

---

## Allocution de M. le Dr Jules Voisin

président de la Société de psychothérapie

Mes chers collègues,

Appelé par Dumontpallier à lui succéder à la présidence de notre société, j'aurais voulu rendre à la glorieuse mémoire de notre maître un hommage mérité. J'aurais voulu, après avoir rappelé les circonstances dans lesquelles il présida, avec tant d'autorité, le premier congrès international de l'hypnotisme expérimental et thérapeutique, évoquer les années pendant lesquelles il se voua tout entier à la Société d'hypnologie, devenue depuis la Société de psychothérapie, qu'il avait fondée et dont il était le président perpétuel. L'état de ma santé, placée sous la surveillance d'un médecin sévère, ne m'a pas permis de prendre une part aussi active que je l'aurais voulu à l'inauguration du buste par lequel vous allez perpétuer les traits et la mémoire de Dumontpallier.

Je dois donc laisser à d'autres le soin de vous exposer les services qu'il a rendus à la science dans les diverses branches où s'est portée son activité. Notre secrétaire général, le Dr Bérillon était le plus qualifié d'entre nous, ayant été son collaborateur intime, pour exposer la place occupée par les études sur l'hypnotisme et sur la psychothérapie dans l'œuvre de Dumontpallier.

Il voudra bien, j'en suis convaincu, remplir une partie de la tâche qui m'incombait particulièrement et vous parler des qualités, du caractère et de la probité par lesquels Dumontpallier nous apparaissait comme doué d'une personnalité si complète et si élevée. Il vous parlera de sa bienveillance, de la finesse de son esprit, de son impartialité et aussi de la rigueur scientifique avec laquelle il poursuivit ses recherches.

Collaborateur direct de Claude Bernard, chef de clinique de Trousseau, Dumontpallier trouva dans les enseignements de ces deux maîtres, l'amour de la vérité et la méthode scientifique dont il s'est toujours inspiré.

Dans la même réunion où va être honorée la mémoire de Dumontpallier, vous évoquerez les regrets que nous inspire la perte de son élève, ce vaillant et cher ami Paul Magnin, vice-président de la Société. C'est à notre dévoué collaborateur, le Dr Paul Farez, qu'a été dévolue la mission de vous retracer la vie si bien remplie de Paul Magnin. Il vous dira qu'elle fut l'importance de ses travaux et vous rappellera ses titres à notre affection.

Vous associerez les deux noms de Dumontpallier et de Paul Magnin dans un hommage commun, unis dans le travail, dans la lutte pour le bien et pour le vrai, ils resteront indissolublement liés dans notre souvenir affectueux et dans notre admiration.

---

## Les maitres et les contemporains de Dumontpallier

par le Dr Beni-Barde

---

Mesdames et messieurs,

Je ne puis, sans me montrer rebelle aux règles de l'urbanité et de la bienséance, refuser de répondre à la provocation que m'a lancée brusquement le professeur Bérillon pour m'inviter à vous entretenir aujourd'hui du Dr Dumontpallier. Cette demande est très honorable pour moi ; toutefois elle me semble assez embarrassante et je crains d'être inférieur à ma tâche, en ne donnant pas à ce programme une forme qui soit digne de vous ; j'accepte néanmoins avec plaisir ; mais je vous demande de venir à mon secours, en m'accordant votre bienveillance doublée d'une généreuse attention.

J'ai beaucoup connu Dumontpallier et j'ai eu avec lui de très bonnes relations. Il me sera donc possible d'esquisser ses précieuses qualités et de rappeler quelques épisodes d'une existence qu'il a su gouverner avec une méthode impeccable.

Le Dr Bérillon, sachant l'amitié que nous avions l'un pour l'autre, a pensé avec raison que cette amitié trouverait son compte à faire revivre un passé dont le souvenir n'est pas près de s'éteindre et à parler de notre commune jeunesse, alors pleine de grands espoirs et d'ambitions légitimes.

Il a cru aussi qu'elle pourrait me procurer en même temps la suprême satisfaction de raviver les traits non encore fanés de nos maîtres Trousseau et Lasègue que nous considérions comme les grands éclaireurs de la médecine contemporaine.

Je le remercie de m'avoir imposé cette douce besogne. Pour la rendre plus facile, je me vois contraint de faire un puissant appel à la fidélité de ma mémoire, et de réveiller des échos déjà lointains qui, malgré leur distance, vont m'aider à mettre en pleine lumière la physionomie expressive de l'ancien et correct Président de votre Société de psychothérapie.

Dans le remarquable discours de mon savant ami le Dr Bérillon, l'œuvre thérapeutique de Dumontpallier sera exposée avec une précision, une netteté et une conscience qui méritent d'être publiquement louées. Loin de moi la pensée d'essayer de compléter, par des appréciations insuffisantes ou téméraires, cette étude magistrale. Il me convient mieux de jouer un rôle plus effacé; et je ne dois pas hésiter à me mettre en marge de cette parfaite oraison, en me contentant simplement de cueillir dans la vie de cet éminent psychologue les petits évènements auxquels j'ai assisté et dont je puis, sans aucune prétention, délimiter les contours et retracer les lignes principales.

J'ai connu Dumontpallier en 1861, au moment où il était chef de clinique de Trousseau, à l'Hôtel-Dieu, pendant que j'exerçais les simples fonctions de secrétaire de Jobert de Lamballe, professeur de clinique chirurgicale dans le même hôpital. Ce dernier me chargeait quelquefois de publier ses cours dans les journaux de médecine. Un jour, ce remarquable chirurgien qui avait une habileté opératoire justement renommée, pratiqua la trachéotomie chez un malade atteint d'une œdème de la glotte, et fit sur cette affection spéciale une leçon dont je donnai le résumé à la *Gazette des Hôpitaux*. Quelque temps avant cette transcription, j'avais eu la bonne fortune d'assister avec Dumontpallier à une leçon faite par Trousseau sur l'œdème de la glotte, leçon dont l'exposition provoqua l'admiration de Dumontpallier et la mienne. Je sténographiai les paroles de Trousseau et je m'en inspirai sans réserve pour développer la leçon faite plus tard par Jobert de Lamballe sur le même sujet. Trousseau eut la patience de lire cette reproduction et reconnut aisément qu'elle portait les empreintes de de sa griffe personnelle.

Avant d'entrer dans les salles de son service, il dit à Dumontpallier : « Vous connaissez, je crois, Beni-Barde qui a photographié très fidèlement ma leçon sur l'œdème de la glotte en l'attribuant à Jobert de Lamballe? Présentez-le moi. »

J'arrive timidement auprès du grand professeur qui me dit aussitôt : « Jeune homme! Vous êtes un parfait voleur! » Et, il s'empressa d'ajouter, en donnant à sa physionomie une expression de bonhommie un peu narquoise : « Vous avez commis un larcin qui ne m'est pas désagréable; je vous autorise à continuer, en vous rappelant que lorsqu'on prend le bien d'un autre, il faut se hâter de le lui rendre; d'ailleurs ce que vous avez fait est pour moi plutôt un hommage qu'un dommage. »

Dès ce jour Trousseau me témoigna une certaine sympathie qui m'a été très utile aux débuts de ma carrière hydrothérapique. C'est alors que commencèrent mes relations amicales avec Dumontpallier; je le voyais tous les matins à l'Hôtel-Dieu, où il arrivait de bonne heure dans son élégant petit panier conduit par deux jolis chevaux fringants qu'il dirigeait avec une maëstria digne d'un automédon professionnel. C'était un jeune homme de haute taille, vigoureux et d'une grande souplesse ; ses cheveux longs flottaient au gré du vent, sa barbe était luxuriante, sa tenue toujours parfaite ; son front avait une ampleur remarquable qui semblait donner asile à une intelligence cultivée, à un jugement droit et à une volonté bien réfléchie. Son regard possédait autant d'éclat que de profondeur, et sa conversation, animée par une spontanéité très vive, était fort attrayante.

Je me rappelle avec joie l'époque, hélas ! déjà bien éloignée où nous allions ensemble écouter les admirables harangues de notre grand maître Trousseau, et où les moins privilégiés d'entre nous étaient obligés, pour entendre sa voix vibrante et harmonieuse, de se blottir sous les gradins de son amphithéâtre toujours bondé d'auditeurs.

Un jour il voulut nous apprendre que certaines névralgies orbitaires doivent être attribuées à une infection syphilitique et peuvent être guéries par un traitement spécifique prescrit sans hésitation et suivi avec loyauté. Pour bien graver cette idée thérapeutique dans notre esprit il eut recours à cette forme anecdotique dont il se servait souvent avec un à-propos merveilleux pour nous intéresser et captiver notre attention.

« Je fus mandé dernièrement, nous dit-il, auprès d'une grande dame qui souffrait depuis fort longtemps d'une névralgie orbitaire extrêmement pénible. Elle avait vainement essayé toutes les médications anti-névralgiques et consulté les médecins les plus experts; le mal persistait toujours. J'écoutai avec une grande attention l'histoire détaillée de ses souffrances, cherchant dans sa physionomie et dans sa voix des indices capables d'éclairer mon jugement et de faciliter mon diagnostic. Tout à coup mon interlocutrice s'arrêta dans sa narration ; nos regards se croisèrent d'une façon significative ; elle se rapprocha de moi avec vivacité. « Docteur, s'écria-t-elle, j'ai deviné votre pensée ; vous avez sur mon compte des soupçons odieux contre lesquels je proteste de toutes mes forces ; retardez l'inscription de votre ordonnance, venez chez moi demain matin à sept heures. » Le lendemain j'arrive à l'heure dite, accompagné de mon fidèle Dumontpallier. Nous sommes introduits dans la chapelle de l'Hôtel où se trouvait un prêtre revêtu de son costume sacerdotal et expressément convoqué pour dire la messe devant la noble dame et devant nous. Au moment de la communion la maîtresse de céans s'approcha de la sainte table se mit pieusement à genoux et communia. Après la cérémonie elle nous entraîna, Dumontpallier et moi, dans un salon voisin et me dit avec la plus grande assurance : « Je vous jure, Docteur, que je n'ai pas la maladie dont vous me supposez atteinte. Me croyez-vous maintenant ? » Madame, lui dis-je, ma conviction est désormais tout établie. Je pris une feuille de papier et prescrivis un traitement mercuriel en adoptant une formule déguisée que j'avais préalablement expliquée au pharmacien chargé de l'exécuter. Je priai Dumontpallier de la porter lui-même chez ce pharmacien. Cette médication spécifique fut scrupuleusement suivie ; elle produisit des résultats merveilleux et débarrassa mon aristocratique cliente de ses douleurs passées. Retenez cette anecdote, nous dit-il en terminant, et, n'hésitez pas à faire comme moi, si les hasards de la pratique vous mettaient en présence d'une situation semblable à celle que je viens de vous dévoiler. »

En quittant l'amphithéâtre nous nous précipitâmes en grand nombre sur la place du Parvis, et nous fîmes une chaleureuse ovation au grand professeur pour le remercier de son inoubliable et enchanteresse leçon.

J'accompagnai Dumontpallier à sa petite voiture, près de Notre-Dame. A ce moment nous vîmes sortir d'une des portes de la cathédrale un majestueux chanoine qui s'avança vers nous pour savoir à qui s'adressait cette manifestation juvénile et bruyante. « Au Professeur Trousseau », lui répondit aussitôt Dumontpallier. « Laissez-moi voir de près, dit le chanoine émerveillé, l'homme qui a le pouvoir de vous inspirer tant de reconnaissance et tant de foi ; c'est un apôtre ! » Dumontpallier le présenta à celui qu'il appelait notre tribun médical et nous nous retirâmes enchantés de notre matinée.

A ce récit laissez-moi en ajouter un autre qui va me permettre de vous signaler les bonnes relations conservées par Dumontpallier avec son grand Maître.

Trousseau, atteint déjà de cette affreuse maladie qui devait malheureusement nous l'enlever, se vit forcé d'abandonner la chaire de clinique trop fatigante pour lui. Il reprit cette chaire de thérapeutique qu'il avait conquise en 1839, à la suite d'un brillant concours, et qui était occupée à cette époque de transition par Grisolle. Il consacra ses premières leçons à l'étude de l'hydrologie médicale et eut l'idée très flatteuse pour moi de me demander d'exposer la méthode hydrothérapique à ses élèves. Il chargea Dumontpallier de les conduire à l'établissement d'Auteuil dont j'étais à cette époque directeur. Un jour je vis arriver mon excellent confrère entouré d'un grand nombre d'étudiants que les habitants prirent pour une société d'orphéonistes. Cette foule encombrante chemina sans beaucoup d'ordre dans la rue

Boileau, s'arrêta un instant devant la maison possédée autrefois par Boileau qui avait pris l'habitude d'y recevoir souvent La Fontaine, Racine et Molière; elle pénétra ensuite dans le jardin de l'établissement où j'eus le plaisir de lui faire l'accueil qu'elle méritait. Les profanes déçus de n'avoir pas entendu l'aubade qu'ils attendaient, se retirèrent; et, les étudiants, guidés par leur chef de file, furent introduits dans la salle des douches. Là, je leur développai les notions fondamentales de l'hydrothérapie, en leur décrivant les manœuvres de cette méthode et en leur faisant connaître les procédés et les appareils qui servent à les appliquer.

A la fin de cette conférence, je me hasardai à démontrer l'influence que l'hydrothérapie exerce sur le système nerveux et par son intermédiaire sur le physique et le moral du sujet intéressé. Dumontpallier approuva mes conclusions et les compléta en les ornant d'idées ingénieuses dont je me suis inspiré pour édifier ma théorie nerveuse de l'hydrothérapie. Cette théorie basée sur l'analyse des actions réflexes que détermine l'eau froide appliquée d'une façon spéciale sur la totalité ou sur une section de la surface cutanée, fut substituée à la théorie révulsive de Fleury qui avait remplacé la théorie humorale de Priessnitz.

Ceux qui auront la patience ou la bonne volonté de lire mes travaux sur l'hydrothérapie, sur les maladies chroniques et sur les affections nerveuses pourront constater l'hommage que je rends à Dumontpallier. Ils y verront aussi le témoignage de gratitude que j'adresse à Lasègue qui fut son maître et le mien. Je me plais à louer ce brillant professeur devant vous, parce qu'il doit être considéré comme un des grands initiateurs de la psychothérapie.

Puisque je viens d'évoquer le souvenir de cet incomparable neurologiste, je vais vous raconter une histoire dans laquelle il a bien voulu donner à Dumontpallier et à moi un tout petit rôle adapté à nos capacités respectives.

Il se promenait avec nous dans le magnifique jardin du Dr Blanche. Après avoir dépeint, d'une façon très artistique, la réelle beauté de cet asile hospitalier où, comme vous le savez, la malheureuse princesse de Lamballe séjourna pendant les premières années de sa jeunesse, il eut l'idée de nous parler de la terrible affaire Benoît qui, vous vous en souvenez peut-être, se déroula au Palais de Justice de la Seine à la fin de la première moitié du dernier siècle. Le trop fameux Benoît était accusé d'avoir tué sa mère et un de ses meilleurs amis. Il avait tranché le cou de ses deux victimes avec un rasoir qui fut trouvé plus tard dans ses habits. Croyant qu'on ne possédait pas les preuves matérielles de ce crime, il eut l'audace d'affirmer son innocence.

Le célèbre Chaix-d'Est-Ange, chargé, comme avocat de la partie civile, de démontrer la culpabilité du misérable Benoît qui, avec un cynisme révoltant, persistait à ne faire aucun aveu, eut une inspiration soudaine qui fit éclater la vérité. Après avoir mis dans le plus grand relief toutes les traces révélatrices de ce cruel attentat, il demanda compte à Benoit de ce qu'il avait fait pendant les heures terribles qui avaient précédé et suivi l'assassinat de sa mère. L'accusé refusa de répondre. Alors Chaix-d'Est-Ange, dans un superbe mouvement d'éloquence, évoqua tous les sanglants souvenirs recueillis dans la maison mortuaire et présenta les détails du crime avec tant de mouvement, d'éclat et de précision que Benoît, terrassé par cette violente et suggestive apostrophe, se voila la face en prononçant quelques paroles inintelligibles. Ses voisins, profondément émotionnés comme lui, crurent l'entendre balbutier : « C'est moi. »

Lasègue interrompit son palpitant récit et nous révéla aussitôt, qu'en rappelant un des épisodes de ce terrifiant procès, il avait eu l'intention de nous faire savoir qu'il voulait imiter, toutes proportions gardées, le procédé de Chaix-d'Est-Ange, chez un malade qui s'acharnait à ne pas faire connaître les perturbations pathologiques dont il était atteint et les causes qui les avaient produites. Dans ces circonstances, assurément moins dramatiques que celles de l'affaire Benoit, il espérait obtenir l'aveu désiré à la faveur d'un simulacre bien organisé. Il nous pria, Dumontpallier et moi, d'assister à sa consultation et demanda à Dumontpallier de jouer le rôle d'un malade imaginaire ou plutôt fictif et de se laisser attribuer les symptômes qu'il supposait chez son patient. Il adressa à ce dernier une série de questions qui restèrent sans réponse. Pour vaincre cette conspiration du silence, il eut recours à toutes les ressources que pouvaient lui offrir la perspicacité de son esprit et la générosité de son cœur. Ne pouvant triompher de cette regrettable obstination, il s'adressa à Dumontpallier : « Vous avez éprouvé autrefois, lui dit-il, des malaises inquiétants dont vous avez été débarrassé par une cure loyalement suivie. » Il énuméra alors, avec une verve intarissable, tous les symptômes dont son consultant était atteint, et les attribua à Dumontpallier qui se hâta de déclarer que tous ces symptômes avaient disparu sous l'influence d'un traitement bien ordonné. Le patient subjugué par cette scène inattendue si merveilleusement jouée approcha, tout rayonnant d'espérance, du célèbre professeur, dévoila toutes ses souffrances et lui demanda de venir à son secours. Lasègue conseilla un traitement physique et moral qu'il surveilla avec une affectueuse insistance. Il prescrivit l'hydrothérapie qu'il me chargea d'appliquer, et demanda à Dumontpallier de recourir à la psychothérapie, seule capable, selon lui, de ramener dans le bon chemin l'âme de ce malheureux qui s'en était un instant éloignée.

Ce double combat thérapeutique, obéissant à la merveilleuse action suggestive de Lasègue à laquelle vint se joindre celle de Dumontpallier eut un excellent résultat.

J'ai eu l'occasion de voir plusieurs fois depuis cette époque ce curieux névropathe dont la santé était complètement rétablie et, lorsque je le rencontrais, il me parlait avec joie de cette consultation à laquelle il a dû le calme et le bonheur de sa vie.

Laissez-moi clore cette série d'anecdotes en vous racontant un petit incident qui eut lieu à Auteuil, dans une réunion où je me trouvais avec Dumontpallier et Alexandre Dumas fils. J'eus l'idée de leur raconter l'histoire d'une jeune fille, qui après avoir été agréablement subjuguée par la voix d'un galant homme qu'elle entendait souvent chanter dans les châteaux voisins du sien, voulut devenir sa femme. Le mariage eut lieu et les deux époux furent d'abord très heureux; mais, quelques années après la lune de miel, la jeune femme éprouva des désordres nerveux très accentués ; sa famille la conduisit à Paris, et elle consulta plusieurs médecins, entre autres Dumontpallier qui l'envoya à Auteuil pour y faire un traitement hydrothérapique. A peine entrée dans mon cabinet, elle me dévoila les secrets de sa sensibilité maladive avec le calme d'une âme saine et d'une conscience tranquille. Elle m'apprit, en donnant à son aveu l'accent d'une réelle tristesse, que depuis quelques mois la voix de son mari qui l'avait toujours charmée, produisait maintenant sur elle des sensations très désagréables, compliquées d'obsessions extrêmement pénibles. Pour motiver ce brusque changement elle ajouta que cette voix si captivante avait perdu la pureté de son timbre à la suite d'une malencontreuse chasse au marais.

La cure hydrothérapique ne produisit que des résultats peu satisfaisants. Nous eûmes alors la pensée, Dumontpallier et moi, de procéder à une rééducation de l'organe de l'ouïe en étouffant l'effet des sons trop discordants par des impressions auditives agréables à ses nerfs, voici comment nous procédâmes. Nous avions remarqué que la jeune malade avait des sentiments religieux très orthodoxes et manifestait les signes non équivoques d'une piété sincère. Nous lui conseillâmes d'aller suivre une mission prêchée à l'église Saint-Sulpice où nous savions que les chants pieux étaient exécutés avec une maîtrise incomparable et où elle aurait, en même temps, la bonne fortune d'entendre un prédicateur très renommé qui, disait-on, avait hérité de l'accent enflammé de Lacordaire et du prodigieux talent descriptif du Père Hyacinthe. L'harmonie de ces chants séraphiques, et les sermons de ce grand orateur chrétien dont la voix avait une onction très suave, eurent sur notre malade une influence très salutaire. Elle retrouva la sérénité de son organe auditif, et eut la satisfaction, en entendant de nouveau la voix de son mari, de ressentir les douces impressions qu'elle avait faites sur elle, dans les premières années de son mariage. Dès ce jour cette sensible névropathe se hâta d'aller s'installer dans son château pour y reprendre sa vie heureuse d'autrefois abritée désormais contre l'invasion d'une nouvelle rechute.

Après avoir écouté attentivement ce récit, Alexandre Dumas nous dit brusquement : « J'ai signalé avant vous les effets, tantôt funestes et tantôt enchanteurs, que la voix humaine exerce sur l'impressionnabilité de la femme nerveuse. Pour vous en convaincre, lisez dans un de mes ouvrages qui porte le vocable de *Thérèse* le chapitre intitulé : *La maison du vent.* Vous y trouverez une étude complète et très mouvementée de cette question physiologique qui vous prouvera mon droit de priorité. » La lecture de ce livre faite quelques jours après cette réunion nous permit en effet, de reconnaître la légimité de sa réclamation. Je dois ajouter que son héroïne ne ressemblait pas à la mienne. Elle avait une allure étrange qu'il ne serait pas convenable de dépeindre dans cette enceinte.

Mon illustre ami ne voulut pas nous quitter sans nous faire part d'une conception assez originale sur laquelle il désirait avoir l'avis des médecins. Pour moi, nous dit-il, sans recourir au moindre préambule, le fil conducteur le plus sûr pour l'homme qui veut bien saisir l'état d'âme d'une femme très sensible, c'est l'amour. Qu'en pensez-vous ? » Dumontpallier répondit qu'il accordait plus de vertu à la suggestion et à l'hypnotisme. De mon côté j'attribuai une grande importance à la maladie qui, en affaiblissant l'énergie du système nerveux, laisse entrevoir des perturbations morales que la femme en bonne santé parvient souvent à voiler. J'ajoutai que, pour provoquer l'éclosion de ces mystères féminins, ou en recevoir la confidence, il faut que le médecin soit assez rapproché des frontières de la vieillesse. « Quel âge doit-il avoir ? » me demanda aussitôt Dumas. « Il ne faut pas lui, dis-je, qu'il ait celui de ses artères que le regretté Huchard accusait d'occasionner des troubles presque toujours nuisibles à notre entendement. Il faut avoir l'âge des sentiments qu'on inspire. L'homme qui a le privilège d'en être doué ressemble à ce vieillard estimé que Châteaubriand compare à « *une ombre lumineuse épanouie dans un jour clair et qui, n'ayant aucune ride dans l'esprit et dans le cœur, possède souvent une grande clairvoyance et devient sans effort un confident utile.* »

Nous devions reprendre cette discussion accidentellement interrompue. Hélas ! Dumas mourut peu de temps après cette entrevue. Et, quelques années plus tard, mon cher Dumontpallier fut terrassé par un terrible mal qu'il supporta avec une énergie surprenante.

Et, puisque je viens d'avoir le plaisir de prononcer le nom de ce puissant esprit, qui fut un grand moraliste et un des plus célèbres auteurs dramatiques de notre époque, et celui du remarquable médecin dont nous célébrons aujourd'hui la mémoire, il me plaît d'envoyer d'ici à l'un et à l'autre, dans la demeure où maintenant ils résident, le souvenir de mon affection.

Après avoir manifesté ces sentiments empreints d'une véritable tristesse, et pour justifier ma présence au milieu de vous, accordez-moi la faveur de vous faire une profession de foi. J'ai la prétention d'être un modeste psychologue. On m'accuse, il est vrai, d'être matiné de physiothérapie ; mais cette bâtardise ne m'empêche pas de me présenter devant vous comme un partisan convaincu de la psychothérapie, en me déclarant complètement rallié à celle qu'on enseigne à l'Ecole de psychologie et qui est très utilement propagée par votre Société de psychothérapie, dont je puis sans réserve louer le grand rayonnement scientifique.

En terminant cette incomplète allocution, je suis heureux d'adresser aux sympathiques auditeurs que j'ai eu le plaisir de voir groupés autour de moi, mes bien sincères remerciements.

---

## Discours de M. le Dr P.-L. Ladame, de Genève

Monsieur le président, mesdames, messieurs,

La cérémonie de ce jour fait revivre à mes yeux un souvenir qui m'est cher. Voilà pourquoi j'ai accepté avec empressement et reconnaissance l'aimable invitation de votre secrétaire général.

Je suis heureux de lui en témoigner, à cette occasion, mes meilleurs remercîments.

Il y a trente ans bientôt que j'eus le privilège de faire la connaissance de Dumontpallier. Il m'avait convié, le 12 Janvier 1884 à visiter son service à l'hopital de la Pitiè, où il faisait alors, avec ses élèves Paul Magnin et Edgar Bérillon, ses observations si curieuses sur l'hypnotisme expérimental, qui eurent un très grand retentissement dans le monde médical français et étranger.

Il voulut bien répéter devant moi les expériences qu'il avait inaugurées chez les hystériques hypnotisées pour la démonstration du transfert de la sensibilité et celle de l'indépendance fonctionnelle des deux hémisphères cérébraux, qui devaient fournir quelques mois après le sujet d'une thèse remarquable, dans laquelle M. le Dr Bérillon a étudié la question sous toutes ses faces.

Vous avez pu vous rendre compte de l'intérêt qu'offrent les expériences par les belles projections lumineuses que M. Bérillon vient de vous faire voir.

Les diverses communications que Dumontpallier fit sur ces expériences dès l'année 1882, à l'Académie des Sciences, et à la Société de Biologie, dont il était le secrétaire général, présentent toutes ce cachet de prudence, de réserve, on pourrait même dire de timidité et de probité scientifique qui en font la grande valeur.

Il faut se reporter à cette époque et dans le milieu médical du temps pour en apprécier l'importance.

L'opinion publique était alors réfractaire aux recherches des savants dans un domaine que l'on considérait comme appartenant aux sciences occultes. L'ostracisme des confrères attendait les imprudents qui avaient la témérité de s'y adonner.

M. Charles Richet l'a dit avec éloquence dans son admirable discours à l'inauguration du monument de Michel Servet en octobre 1911, à Vienne, dans le Dauphiné.

« Allez soutenir des nouveautés scientifiques contraires aux vieilles doctrines que nos Universités enseignent et on vous traitera de visionnaire. »

Le moment n'était pas très éloigné où l'Académie de médecine, écœurée par les élucubrations et les mystifications des magnétiseurs, avait interdit dans son sein toutes les communications sur le soi-disant magnétisme animal, sans s'apercevoir qu'elle imposait ainsi en même temps, par un parti pris regrettable, le silence aux chercheurs consciencieux. Elle avait rejeté l'enfant avec le bain, comme disent nos confrères allemands.

Dechambre ne déclarait-il pas, en 1873, dans l'article si instructif sur le mesmérisme de son grand Dictionnaire encyclopédique des Sciences médicales que :

« Si l'on ne regardait qu'à l'intérêt scientifique, cette question pourrait être, selon nous, écartée de ce dictionnaire, ou tout au moins n'y tenir qu'une place extrêmement restreinte » !

Seize ans plus tard, en 1889, Paul Richer et Gilles de la Tourette tenaient un tout autre langage dans leur excellent article sur l'hypnotisme, du même dictionnaire.

C'est que l'hypotisme avait conquis dès lors son droit à l'existence dans la science officielle.

Comme Charcot, dont il fut l'émule sagace et avisé, Dumontpallier eut le courage d'affirmer hautement les résultats de ses expériences sur l'hypnotisme. Nul ne l'ignore. C'est à ces illustres savants, intègres et indépendants, que nous devons avant tout le revirement d'opinion dont nous venons de parler.

Cependant, on l'a déjà signalé, un des plus grands services que Dumontpallier ait rendus à cette cause tant décriée, ce fut d'accepter la présidence du premier Congrès international de l'hypnotisme expérimental et thérapeutique, qui se réunit, à Paris, en août 1889.

On sait que plusieurs de ses collègues des hôpitaux avaient fortement déconseillé à Dumontpallier d'accepter cette présidence, en lui faisant entendre qu'elle allait compromettre sa candidature à l'Académie de médecine. « Si le vote de l'Académie peut être influencé par des considérations aussi étrangères à l'esprit libéral et scientifique, je préférerais ne pas en faire partie. » Telle fut sa fière réponse, digne de son grand caractère.

Dans une sphère plus modeste, la vaillante école éclectique de la Pitié, mérite une place honorable aux côtés des écoles célèbres de la Salpêtrière et de Nancy. Celle de la Pitié a bien mérité aussi de la science médicale ; elle a contribué pour sa bonne part à ouvrir la voie aux chercheurs qui ont pu dès lors cultiver en toute franchise et en toute liberté ce champ fécond de la psychothérapie, qu'il fallait arracher aux mains des charlatans et des exploiteurs.

Rendons hommage à ces maîtres qui n'ont pas craint de s'aventurer dans les épaisses ténèbres des sciences dites occultes, s'efforçant d'y faire pénétrer quelques rayons de la lumière scientifique qu'ils portaient avec eux.

Dumontpallier fut de ceux-là. Honneur à lui.

---

## Discours de M. Levatois, avocat à la Cour d'Appel
### président de la Société « Les Normands de Paris »

Messieurs,

Je remercie Messieurs les docteurs Jules Voisin et Bérillon et tous leurs collègues du Comité d'avoir permis aux « Normands de Paris » de s'associer à l'hommage solennel rendu aujourd'hui au normand éminent que fut le D^r Dumontpallier.

La Société que j'ai l'honneur de présider a réuni trois mille membres en leur proposant comme but d'exalter en toute occasion la petite patrie normande et de célébrer les grands hommes qui l'ont honorée.

Parmi eux, le docteur Dumontpallier a droit à une place de choix.

Avec toute l'autorité et la compétence qui me font défaut, des savants très distingués viennent de retracer la carrière médicale, l'œuvre scientifique du D^r Dumontpallier. Permettez-moi de considérer en lui le Normand ; ce sera compléter peut-être, selon son cœur, l'hommage rendu à sa mémoire.

Né à Honfleur, fils d'un capitaine au long cours, Dumontpallier enfant contempla la mer et reçut d'elle l'empreinte spéciale qu'elle laisse à ceux qui grandissent au bord de ses flots sans cesse agités.

Son enfance fut bercée par cette vieille chanson des vagues que chérissaient les fiers Wikings ses ancêtres, quand, partant pour la messe des lances ils s'élançaient sur la route des cygnes, rudes conquérants, puis, hôtes farouches de l'Estuaire.

C'est pour cela peut-être que, toute sa vie, il garda pieusement dans le meilleur de lui-même un amour très vif et très profond pour la Normandie.

D'ailleurs il est aisé de découvrir le sceau de sa race dans les traits de son visage et dans sa personnalité intellectuelle.

Rappelez-vous sa physionomie empreinte d'une gravité sereine, son front magnifique, son regard franc et limpide, son sourire tout de finesse, la belle prestance de son buste, la sensation de puissance qu'il donnait à ceux qui l'approchaient, et comparez-le à ces figures sculptées à l'avant des barques normandes du IXe siècle, à ces figures de proue dans lesquelles nos ancêtres matérialisaient leur idéal de la beauté masculine.

Et maintenant, voyez l'homme à l'œuvre. Ce qui frappe en lui, c'est cette union intime de hardiesse dans la conception et de prudence dans le raisonnement, de fermeté et de persévérance dans l'action qui caractérisent les fils du pays de Sapience.

Aussi fut-il un initiateur fécond.

C'est surtout dans le domaine de la Science que, selon la forte parole d'Auguste Comte « les morts gouvernent les vivants. » Dumontpallier a d'éminents continuateurs. D'autres viendront après eux, qui, par leurs découvertes et leurs travaux, vérifieront un jour, d'une façon définitive, les vues et les hypothèses du Maître.

Loin de moi l'idée, Messieurs, de vouloir accaparer au profit d'une province la renommée d'un savant qui honore le pays tout entier.

Mais particulièrement au nom de ses compatriotes, j'avais bien le droit, me semble-t-il, d'insister sur la part qui revient à la race dans la formation de la pensée.

---

## Hymne à Dumontpallier

par M. Jules Bois.

Grand esprit novateur, toi qui voulus étreindre
La Science pour mieux la livrer aux humains,
Toi qui tendis tes bras vers les beaux lendemains,
Toi qui ne sus jamais ni transiger ni feindre,

Dumontpallier, à toi le laurier du vainqueur!
Dans le cerveau tu lus le mystère de l'être
Et tu t'es accoudé, pensif, à la fenêtre
Qui s'ouvre sur l'espoir de l'avenir meilleur...

Trousseau, Claude Bernard, Paul Bert, près d'eux, t'appellent.
Sans faiblir tu creusas leur lumineux sillon;
Nous, aujourd'hui, groupés autour de Bérillon,
Nous unissons ta gloire à leur gloire immortelle!

Parmi ceux qui s'en vont par le sentier ardu,
Tu fus le cœur loyal, le ferme caractère.
Quand d'autres hésitaient, tu ne sus pas te taire;
Et ton cri généreux, de tous, fut entendu...

Comme Charles Richet, que l'Idéal anime,
Tu triomphas. En vain le vulgaire s'endort,
Les prophètes, par leur sublime et long effort,
Conduisent le troupeau vers la plus haute cime.

Si notre France enfin lève un front indompté,
C'est que ses fiers enfants ont tous repris courage,
Tu leur donnas l'exemple et tu bravas l'outrage
Pour le progrès et pour la sainte Vérité!

Tu fus vaillant et volontaire; tu fus juste.
Le préjugé fuyait ton clair regard...Savant
Et fort, ô défenseur de l'humble et du fervent,
Une lueur d'amour illumine ton buste!

---

## L'hypnotisme et la psychothérapie dans l'œuvre de Dumontpallier

par M. le Dr Bérillon, secrétaire général de la Société de psychothérapie, professeur à l'Ecole de psychologie.

---

Mesdames, messieurs, mes chers collègues,

La réunion à laquelle nous vous avons conviés n'a rien emprunté de sa solennité à l'intervention des pouvoirs publics. Expression spontanée d'un sentiment de reconnaissance à l'égard de celui qui fut si longtemps l'inspirateur de notre Société de psychothérapie, nous avons tenu à lui conserver un caractère d'intime confraternité scientifique.

En agissant ainsi, nous n'avons fait que nous conformer aux habitudes de modestie de celui dont nous voulons honorer la mémoire, car personne n'a moins senti que Dumontpallier l'attrait ou le besoin des manifestations extérieures.

Dans le cours de sa longue et laborieuse existence, il ne lui est arrivé qu'en de rares occasions de sortir de la réserve qu'il s'était volontairement imposée. Mais quand il jugea qu'il était de son devoir d'intervenir, il le fit avec l'ardeur et la sincérité qu'il apportait dans l'accomplissement de toutes ses décisions.

C'est ainsi qu'en 1886, il prit la part la plus active à l'inauguration de la statue de Claude Bernard, dont il avait été l'élève au Collège de France et le collaborateur à la Société de biologie.

Quelques années plus tard, il participait avec la même activité aux honneurs rendus à Paul Bert, dont la dépouille mortelle venait d'être rapportée du Tonkin.

Il vint également à Nancy, accompagné de ses élèves, pour présider la manifestation organisée, en 1891 sous les auspices du professeur Liégeois, en l'honneur du Dr Liébeault.

Une quatrième circonstance, dans laquelle il n'hésita pas à accepter la place prépondérante, fut l'organisation du premier Congrès de l'hypnotisme expérimental et thérapeutique, en 1889, quand il sut que de son acceptation dépendait le succès de ce congrès.

C'est que Dumontpallier, si disposé qu'il fut à se tenir à l'écart des manifestations solennelles, n'avait jamais un moment d'hésitation lorsqu'il s'agissait de l'accomplissement d'un devoir. Alors, il abandonnait ses livres et ses manuscrits, sortait de la solitude dans laquelle se complaisait son esprit de méditation, et mettait toute la puissance de volonté dont la nature l'avait si généreusement doté au service des causes justes.

C'est assurément parce que le professeur Charles Richet a été mu par un sentiment analogue, qu'il a, malgré les occupations les plus absorbantes, accepté la présidence de cette réunion.

A vrai dire, si, malgré la bienveillance dont il m'a personnellement déjà donné tant de preuves, il n'avait pu nous seconder dans l'accomplissement de notre pieuse manifestation, nous en eussions tous éprouvé un vif désappointement.

C'est qu'en toute justice, le professeur Charles Richet était non seulement le mieux, mais le seul qualifié, pour présider la réunion où nous voulons glorifier la mémoire de Dumontpallier.

Aucun de nous n'a pu oublier que, alors qu'il était encore interne des hôpitaux, il a publié, sur le *Somnambulisme provoqué*, une étude dont les conclusions n'ont pas cessé d'être confirmées par tous les expérimentateurs animés de l'esprit scientifique.

Son livre, l'*Homme et l'Intelligence*, paru en 1883, a constitué pour tous ceux qui sont entrés, à sa suite, dans le domaine de la psychologie expérimentale, un guide si précieux, que je ne conçois pas qu'on puisse aborder utilement l'étude de l'hypnotisme sans l'avoir étudié à fond.

Enfin, après avoir été uni à Dumontpallier par les liens d'une profonde amitié, il a bien voulu reporter sur ses élèves Paul Magnin et Bérillon, une partie des sentiments qu'il éprouvait pour leur maître.

Qu'il me permette d'ajouter à ces titres le souvenir reconnaissant des encouragements qu'il m'a donnés au début de mes études sur l'hypnotisme, encouragements d'autant plus précieux que je n'avais pas été très gâté sous ce rapport. Pour tout cela, le nom du professeur Charles Richet s'est imposé à notre esprit quand nous avons voulu rappeler les travaux du savant, de l'homme de bien et de noble caractère, que fut Dumontpallier. Qu'il nous permette de le remercier en votre nom et au mien, de l'honneur qu'il nous a fait en acceptant la présidence de cette fête de la reconnaissance et de la fidélité.

***

Né à Honfleur, fils d'un capitaine au long cours, Dumontpallier fit ses études classiques, d'abord au collège de Honfleur, puis à Paris au lycée Louis-le-Grand. Ce fut sous l'empire d'une vocation réfléchie qu'il choisit spontanément la carrière de la médecine. Malgré les débuts pénibles de tout étudiant sans fortune, il sut rapidement y tracer sa voie. Interne des hôpitaux de Paris en 1853, interne lauréat en 1856, reçu docteur en médecine en 1857 avec une thèse brillante sur : *L'infection purulente et l'infection putride à la suite de l'accouchement*; la même année il était lauréat de la Faculté et obtenait le Prix Montyon et une médaille d'or.

Chef de clinique de Trousseau à l'Hôtel-Dieu, de 1861 à 1863, il prit une part très active à la publication des leçons du grand clinicien.

Dans son discours sur les maîtres et les contemporains de Dumontpallier, mon savant ami, le Dr Beni-Barde, vous a trop éloquemment retracé les liens étroits de confiance et d'amitié qu'il avait su inspirer à son maître pour qu'il soit nécessaire d'y revenir.

En 1866, Dumontpallier fut nommé médecin des hôpitaux. Il était chargé d'un service à l'hôpital de la Piété quand éclata la guerre de 1870. Maintenu à ce poste durant le siège et pendant les sombres journées de la Commune, il y organisa, au milieu du désarroi général, les secours aux blessés, et remplit patriotiquement son devoir de médecin et de patriote.

Homme d'action et chercheur infatigable, Dumontpallier ne se contentait pas d'observer. Chez lui, l'investigateur était doublé d'un professeur éloquent. Pendant sa longue pratique hospitalière, Dumontpallier fit tous ses efforts pour faciliter aux élèves l'enseignement clinique et didactique. Il avait débuté, en 1863, par un cours de pathologie interne à l'école pratique; de 1876 à 1886, il fit des conférences cliniques à la Pitié, traitant particulièrement les questions qui se rattachaient à l'étude de la métallothérapie, de la grande hystérie, de l'hypnotisme expérimental et thérapeutique et de la psychothérapie. Il continua son enseignement à l'Hôtel-Dieu par des leçons très fréquentées jusqu'au moment où il atteignit l'âge de la retraite.

Lorsqu'il eut été nommé médecin honoraire des hôpitaux, il ne cessa pour cela ni de travailler ni de professer. Ce fut à l'Institut psycho-physiologique de Paris et à l'Ecole de psychologie créés sous son patronage, en 1889, pour l'étude des applications cliniques, psychologiques, pédagogiques et médico-légales de l'hypnotisme et de la psychologie appliquée, qu'il resta en communion d'esprit avec ses élèves. Il y fit devant un auditoire d'élite des leçons très remarquables. La dernière de ces conférences eut lieu le 20 janvier 1898. En termes élevés, il y fit un exposé synthétique de ses recherches personnelles, sous le titre suivant : *Comment j'ai été conduit à l'étude de l'hypnotisme; — La métallothérapie et les expériences de la Pitié.*

Lauréat de l'Académie de médecine, en 1875, pour un mémoire intitulé : *Contribution à l'étude des anomalies de l'éruption vaccinale*, il présentait à diverses reprises de savantes communications à l'Académie. En 1892, il fut élu membre de cette Académie dans la section de thérapeutique et d'histoire naturelle.

Dumontpallier, en récompense de ses nombreux services hospitaliers, avait été nommé chevalier de la Légion d'honneur en 1855, et promu officier en 1884. A cette occasion, de nombreux élèves lui offrirent un banquet chez Ledoyen, et le souvenir de cette touchante fête de famille laissa dans tous les cœurs un souvenir inaltérable.

Les études de Dumontpallier s'étendirent à toutes les branches de la médecine, mais ses recherches se portèrent plus particulièrement vers la gynécologie, l'hypnologie et la neuropathologie. Tous les médecins connaissent le pessaire qui porte son nom.

Travailleur infatigable, Dumontpallier prit une part très active à la vie scientifique de nombreuses sociétés. Elève et collaborateur de Claude Bernard avec lequel l'unissait les liens de la plus étroite affection, on le nomma, en 1879, secrétaire général de la Société de biologie. Il se dévoua avec tant de zèle, d'assiduité et de dévouement à l'accomplissement des fonctions qui lui avaient été confiées, qu'elles lui furent constamment renouvelées. Au bout de quelques années, les membres de la Société de biologie se rendant compte que nul ne saurait mieux occuper ce poste difficile lui conférèrent, à l'unanimité, le titre de *secrétaire perpétuel*.

Nul n'était plus assidu aux séances de la Société médicale des hôpitaux dont il fut président. Il prenait également une part active aux travaux de l'Académie de médecine ; mais la société à laquelle il accordait la plus grande partie de son activité scientifique était la Société de psychothérapie, d'hypnologie et de psychologie, dont la création avait été décidée en 1889, à la suite du premier Congrès de l'hypnotisme expérimental et thérapeutique.

Telle fut, dans ses grandes lignes, la carrière scientifique si bien remplie de Dumontpallier. Il est peu de parties de la science médicale où sa perspicacité et sa puissance d'observation n'aient apporté de vives lumières. La liste de ses travaux scientifiques en fournit la démonstration la plus éclatante. Mais dans cette solennité, où sous les auspices de la Société de psychothérapie et de l'Ecole de psychologie, se sont réunis un si grand nombre d'élèves et de disciples de Dumontpallier, il importe de rappeler surtout les travaux par lesquels il a mérité l'honneur d'être considéré comme un chef d'école. C'est pourquoi je vais m'efforcer d'exposer la part occupée par les études sur l'hypnotisme et sur la psychothérapie dans son œuvre scientifique.

***

Comment Dumontpallier fut-il amené à orienter ses recherches dans la direction de l'hypnotisme et de la psychothérapie ? Il a tenu à nous l'exposer avec précision dans son discours d'ouverture du premier Congrès international tenu sous sa présidence à l'Hôtel-Dieu de Paris, en 1889. Cette page constitue pour l'histoire de nos études un document d'une si haute importance que je ne puis résister au désir de vous le rappeler in-extenso.

« En 1876, un homme, qui croyait sa fin prochaine, écrivait à notre grand physiologiste Claude Bernard, qu'il désirait avant de mourir, savoir si, pendant un quart de siècle, il ne s'était pas fort illusionné sur des faits qu'il croyait avoir bien observés. Claude Bernard, président de la Société de biologie, vit dans cette demande un sentiment honnête, et déféra à ce sentiment en nommant parmi les membres de la Société de biologie, une commission invitée à vérifier les recherches métallothérapiques du Dr Burq. Les membres de la commission étaient MM. Charcot, Luys et Dumontpallier. Le rapporteur se mit assidûment à la besogne, et, après une année de recherches expérimentales faites sur des malades hystériques dans le service de M. Charcot, la commission présenta deux rapports dont les conclusions étaient la confirmation de la doctrine du Dr Burq. Ce fut pour nous une vive satisfaction d'avoir pu rendre justice à un chercheur dont le mérite avait été trop longtemps méconnu ; de plus, la Commission devait être amplement récompensée, car les expériences qu'elle avait entreprises l'avaient conduite à la découverte importante du *transfert* de la sensibilité. Ce transfert, nous l'avions déterminé par les applications métalliques et les courants électriques faibles. Plus tard, nous reconnaissions que toute excitation périphérique, faible et prolongée, pouvait fournir les mêmes résultats. Mais, avant d'établir par la succession des faits, comment les membres de la commission du Burquisme furent conduits à s'occuper d'hypnotisme et de suggestion, il ne sera pas sans intérêt d'exposer devant vous dans quelles conditions l'action des métaux sur les hystériques fut découverte par le Dr Burq. Une jeune femme, en état de somnambulisme provoqué, venait de poser sa main sur un bouton de porte d'appartement, et tombait en catalepsie. Le bouton était en cuivre.

« Quelle pouvait être l'action du métal sur le phénomène constaté ? Le lendemain, l'expérience est recommencée, mais l'état catalepsie ne se manifeste pas. On avait eu soin de garnir le bouton d'une peau de gant : telle fut l'origine de la métalloscopie. Pendant un tiers de siècle Burq garda le secret des conditions expérimentales de sa découverte ; il savait bien que, parler de somnambulisme au début de sa carrière médicale, c'eût été créer une barrière infranchissable à l'étude de la métallothérapie.

« C'était donc le magnétisme qui avait révélé au docteur Burq l'action des métaux sur les hytériques hypnotisables, et, vingt-cinq années plus tard, c'étaient les recherches de la métalloscopie qui devaient conduire les membres de cette commission à étudier l'action de l'électricité, des électro-aimants, du fer aimanté et les différents procédés des magnétiseurs pour déterminer le somnambulisme, la catalepsie et la léthargie.

« Ainsi Burq avait découvert la métallothérapie en faisant du magnétisme, et, plus tard, les expériences de contrôle sur la métallothérapie conduisaient à l'étude de l'hypnotisme ».

En même temps que Dumontpallier vérifiait les faits relatifs à la métallothérapie énoncés par Burq, il ne pouvait rester indifférent à un certain nombre de phénomènes observés dans le cours des expériences.

Un des premiers qui sollicita son attention fut celui du transfert de la sensibilité.

Sur les sujets soumis aux applications métalloscopiques, un spécialiste éminent, M. Gellé, appelé à collaborer aux travaux de la Commission en sa qualité d'auriste, remarqua que, du côté où l'acuité auditive était normale au début de l'expérience, cette acuité auditive, à la fin, avait diminué dans une mesure sensiblement proportionnelle à celle dont elle avait augmenté dans le côté malade sur lequel on avait opéré avec le métal.

En présence de ce résultat, Dumontpallier voulut voir ce qui avait lieu du côté de la sensibilité générale. L'application du métal sur le côté anesthésique lui permit de constater que la sensibilité, en même temps qu'elle revenait sur ce côté, disparaissait du côté opposé dans les points homologues. Il proposa à la Commission le mot de *transfert* pour désigner ces phénomènes, terme qui fut adopté et qui a reçu, depuis, la consécration de l'usage. Les recherches de M. Landolt sur la sensibilité oculaire vinrent confirmer de tous points ce que M. Gellé avait constaté pour l'ouïe, et ce que Dumontpallier avait vu pour la sensibilité générale. Quant on rendait la vue à gauche, on la faisait perdre à droite, et cela suivant des degrés déterminés.

Depuis quelques années, divers auteurs ont cru diminuer l'intérêt que pouvait présenter le phénomène du transfert en disant que sa cause résidait dans une influence de suggestion. Le même argument a été opposé depuis à tous les faits se rattachant à l'hypnotisme. Le fait de placer le point de départ d'un phénomène nerveux dans une intervention suggestive, ce qui ne nous paraît nullement démontré, ne saurait diminuer en rien la valeur de ce phénomène. Ce n'est pas dans une explication hypothétique ou théorique d'un fait que réside l'intérêt, mais dans ce fait lui-même.

Dumontpallier, poursuivant ses études sur l'anesthésie des hystériques, ne tarda pas à reconnaître que les plaques métalliques de Burq pouvaient, dans toutes ces expériences, être remplacées par différents agents physiques. Les mêmes résultats pouvaient être obtenus au moyen de l'aimant, de courants électriques faibles, de vibrations sonores et, en un mot, de tous les agents décrits sous le nom d'œsthesiogènes, les excitations mécaniques faibles et répétées ayant une action analogue.

C'est ainsi que les recherches métalloscopiques de Burq attirèrent l'attention de Dumontpallier sur les modifications de la sensibilité déterminées par les diverses excitations périphériques.

Les conclusions des rapports de Dumontpallier sur la métalloscopie eurent à l'étranger un retentissement considérable.

Depuis leur publication, un grand nombre de recherches ont été entreprises dans le même ordre d'idées ; toutes sont venues confirmer les deux points principaux de ce travail : 1° la possibilité du transfert ; 2° la relation de toutes ces manifestations périphériques de l'hystérie avec les organes centraux.

Aux cours des recherches nécessitées par le contrôle des faits énoncés par le Dr Burq, Dumontpallier s'était initié à l'examen des hystériques et à la production des phénomènes de l'hypnotisme chez les sujets de cette catégorie.

Mais il est probable qu'il s'en serait tenu là et n'aurait pas poursuivi ses études dans cette direction, si, quelques années plus tard, une circonstance inattendue ne l'avait amené à s'y intéresser de nouveau.

Le 30 juin 1881, M. Charles Richet, alors professeur agrégé à la Faculté de Paris, présentait à la Société de biologie un mémoire manuscrit ayant pour titre : *Des propriétés physiques d'une force particulière du corps humain (force neurique rayonnante) connue sous le nom de magnétisme animal* ; ce mémoire avait été rédigé par le Dr Barély, de Nice, à la suite d'observations longuement poursuivies chez une de ses malades âgée de 18 ans qui, après de nombreux bains de mer, avait présenté des troubles d'une hystérie extrêmement accentuée. Le Dr Barély avait constaté, dès sa première visite, même lorsque la malade était en proie à ses plus fortes attaques nerveuses, qu'il lui était possible, par sa seule présence, de modifier l'état de sa sensibilité et de ses mouvements. Il en était arrivé à admettre que, dans ses conditions déterminées, son action sur la malade ne pouvait s'exercer que par l'intervention d'une force particulière, émanant de lui-même, dont il avait cru dégager les lois.

Dumontpallier, comme il le faisait d'ailleurs pour toutes les communications faites à la Société de biologie, prêta la plus grande attention à la lecture de ce mémoire. Loin d'en rejeter les conclusions *à priori*, selon une habitude trop fréquente chez les membres de nos sociétés savantes, il pensa, puisqu'il avait dans son service des hystéries analogues à celle qui avait fourni au Dr Barély le sujet de ses observations, qu'il serait plus logique de les vérifier par de nouvelles expériences. C'est ainsi que, mu par un sentiment de justice, il fut ramené à l'étude de l'hypnotisme.

Dans son livre paru en 1843, James Braid, chirurgien de Manchester avait démontré la nature purement objective de l'hypnotisme. Pour lui, l'état d'hypnose, consistant en un sommeil plus ou moins profond, accompagné d'insensibilité, de relâchement musculaire, de catalepsie, d'amnésie, ou d'autres phénomènes d'automatisme, était le résultat d'une action physique. La cause du phénomène fondamental de l'hypnotisme, la malléabilité de l'hypnotisé, son automatisme, en

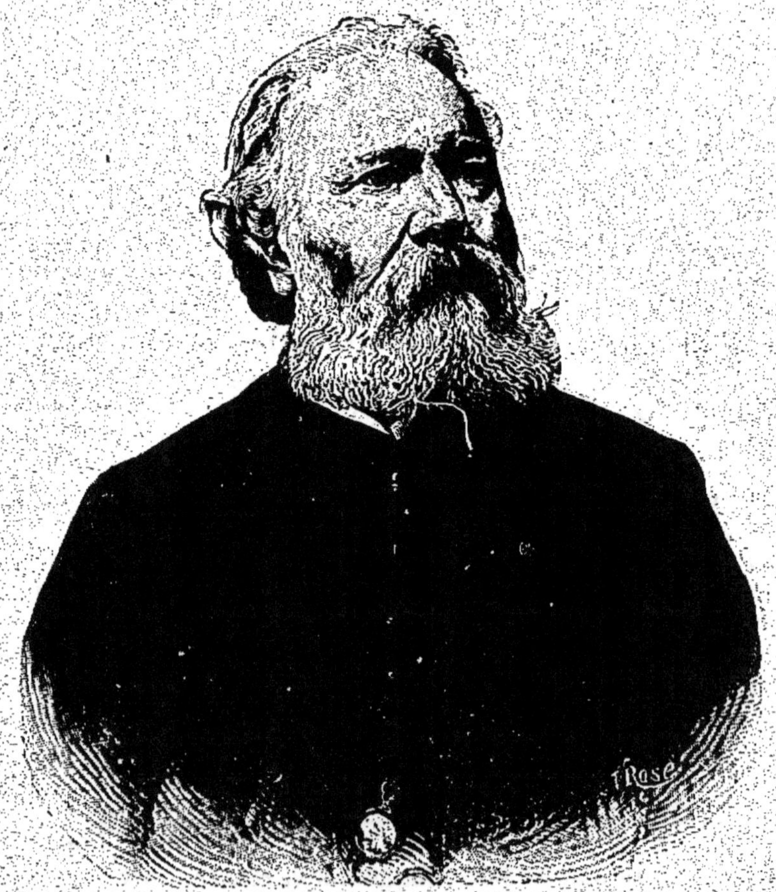

Dumontpallier en 1884

un mot, résidait essentiellement dans la fatigue nerveuse provoquée par la contemplation soutenue d'un objet brillant placé devant les yeux. Par cette explication, Braid se faisait l'inspirateur de la théorie physique de l'hypnotisme à laquelle on a opposé depuis des théories par lesquelles l'apparition des phénomènes de l'hypnose sont attribués de préférence à la seule intervention d'influences psychiques, désignées sous le nom général de suggestion.

Dès 1884, M. Charles Richet, dans son livre sur *L'Homme et l'Intelligence* a fait ressortir la différence des phénomènes obtenus par ces modes d'action si dissemblables. L'hypnotisme vrai, tel qu'il avait été étudié par Braid, par Azam, par Heidenhain, par Charcot est un état d'automatisme accentué dans lequel on observe surtout des phénomènes somatiques. Il s'obtient d'ordinaire, avec toute son intensité, chez des sujets atteints d'hystérie confirmée. S'il n'est pas plus fréquemment observé, c'est que, par défaut de compétence, très peu d'expérimentateurs savent se conformer aux conditions indispensables à sa réalisation. C'est à l'étude de cet hypnotisme vrai, et non des formes frustes ou atténuées, que Dumontpallier s'appliqua tout d'abord à l'hôpital de la Pitié. C'est par là que s'explique l'intérêt passionnant avec lequel il poursuivit ses recherches.

Il fut admirablement servi dans ses investigations par la présence, dans son service, d'un groupe de malades chez lesquel il constata les symptômes les plus accentués de la grande hystérie.

Un des faits les plus frappants qui furent tout d'abord constatés ce fut l'extrême sensibilité réflexe des sujets plongés dans l'état d'hypnotisme. Ces malades qui, à l'état de veille, demeuraient indifférentes aux excitations périphériques les plus fortes et les plus diverses, devenaient dès qu'on les avait plongées, par des procédés physiques, dans des états d'hypnotisme profond, des réactifs d'une extrême sensibilité à la moindre vibration extérieure.

Une mouche venant se poser sur la peau de l'une d'elles faisait, par son contact, contracturer les muscles sous-jacents. Le sujet, étant étendu dans le décubitus dorsal, si l'on projetait, alors qu'il avait les yeux hermétiquement clos par un bandeau, un rayon de lumière sur un des muscles de la jambe, on voyait ce muscle se contracter d'abord isolément, puis les contractures se généralisaient à tout un côté du corps. La continuation de la vibration physique poursuivie jusqu'à l'épuisement de la contraction, amenait la décontracture en suivant, en sens inverse, la voie déjà parcourue. C'est cette constatation qui amena Dumontpallier à formuler la loi suivante : « *La cause qui a fait, défait* ». Loi qui n'a rien perdu de sa rigueur et à laquelle se rattachent chaque jour, dans le même ordre d'idées, de nouvelles applications.

Parmi les expériences les plus singulières, il convient de mentionner l'action des vibrations empruntées à divers agents physiques sur les muscles de l'abdomen. Dès que la vibration exerçait son influence au-dessus de l'abdomen on voyait progressivement les muscles, en se contractant, se soulever en donnant au ventre la forme d'un ballon sphérique, sans qu'il fut possible d'enrayer le développement de la contracture, même en y déployant toute ses forces. Un poids de cent kilos, placé sur l'abdomen du sujet, n'empêche pas le ballonnement de se produire. Le poids s'élève avec le ventre et la contracture persiste jusqu'à ce que l'intervention du même agent physique amène la cessation progressive du phénomène.

La chaleur, le froid, la lumière solaire, les couleurs du spectre, l'aimant, le son, le souffle, exercent, à des degrés divers, la même influence. Pour simplifier la production des expériences, on dirige sur les muscles qu'on veut contracturer le souffle d'un vulgaire soufflet de cuisine. Le plus léger souffle provoque instantanément une contracture ; il les fait cesser avec la même facilité. Un coup de soufflet sur le muscle jambier antérieur, il se produit un *pied bot varus équin*, dont la contracture résiste aux tractions les plus énergiques ; un nouveau coup de soufflet et tout rentre dans l'ordre. Le soufflet du Dr Dumontpallier devient légendaire dans le milieu hospitalier. Des dessins d'un caractère quelque peu ironique, dans lesquels le maître

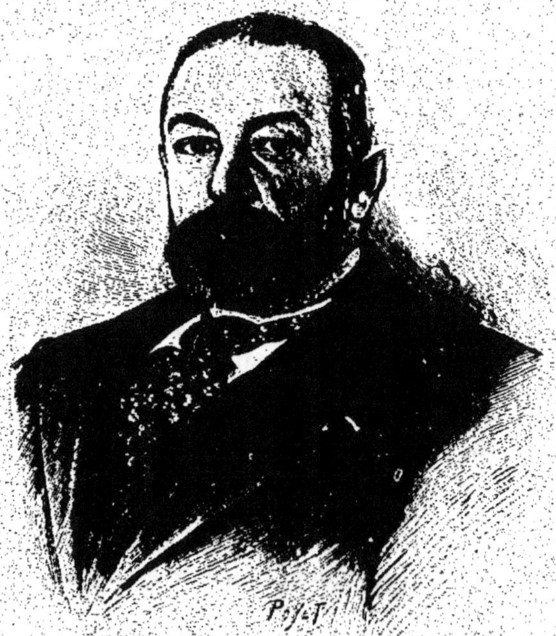

Paul Magnin, élève de Dumontpallier

fait sa visite en portant sous le bras un énorme soufflet, fournissent pendant quelque temps un motif de décoration pour la salle à manger des internes.

Mais, entraîné par l'intérêt croissant que présentent les faits observés, en collaboration avec son élève Paul Magnin, Dumontpallier poursuit ses expériences.

Entre ses mains, les sujets hypnotisés se comportent comme s'ils étaient devenus de véritables automates. L'hystérique hypnotisable est transformée en une véritable machine dont les divers rouages s'animent à la volonté de l'expérimentateur. Ainsi il réalise la formule de M. Charles Richet envisageant l'hypnotisme comme un *admirable appareil de vivisection psychologique*.

La première objection aux faits constatés devait naturellement être tirée d'une simulation possible des sujets. Je ne m'attarderai pas à réfuter ce que cette supposition a d'injustifié. Comment des sujets se seraient soumis, pendant des mois, *sans aucune rémunération*, ni aucun avantage moral ou matériel, sans même avoir le bénéfice d'une réclame personnelle, étant désignées dans les comptes-rendus par des initiales ou des noms de convention, à des efforts prolongés et véritablement surhumains de leurs muscles pour la seule satisfaction de simuler. Elles auraient consenti à se laisser transpercer toutes les régions du corps par des objets piquants, perforants, dans le seul but de provoquer l'étonnement des spectateurs. Combien de ceux qui

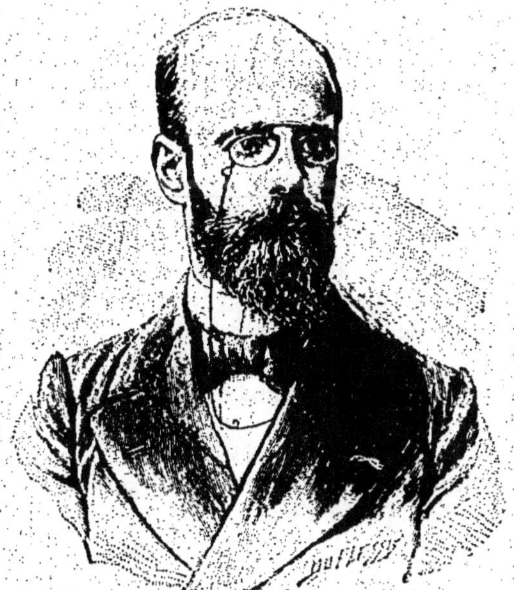

Bérillon, élève de Dumontpallier

évoquent ce mot de simulation auraient le courage de supporter, sans motif intéressé, des piqûres à la face, à la langue, aux narines; de se laisser chatouiller la conjonctive, la luette; de laisser traverser leurs membres par de longues aiguilles; d'avaler des boissons nauséabondes; de respirer de l'ammoniaque ou de l'acide sulfureux; de permettre l'arrêt des mouvements du cœur; de tenir leurs membres dans des attitudes extrêmement fatigantes; de supporter sur l'abdomen des poids de cent kilos; de régurgiter par effort de vomissement des liquides ingérés; d'accomplir des actes ridicules ou même simplement de se soumettre pendant de longues heures aux investigations les plus fatigantes. Cela serait d'autant plus surprenant que lorsqu'ils sont éveillés, ces hytériques font preuve, d'ordinaire, d'une insociabilité et d'une inégalité du caractère des plus manifestes.

Le fait que l'état d'hypnotisme les ait rendus dociles et malléables à un tel degré pourrait à lui seul, être considéré comme la plus belle démonstration de sa réalité.

D'ailleurs, l'idée d'une simulation possible, je me hâte de le dire, n'est venue à l'esprit d'aucun des nombreux hommes de science auxquels il fut donné d'assister aux expériences de la Pitié. Au contraire, ils se montrèrent extrêmement frappés de toutes les précautions prises pour déjouer les tentatives de simulation.

C'est à la rigueur de son esprit scientifique que Dumontpallier dut de recevoir, de tant d'esprits éminents, les encouragements les plus flatteurs. En effet, pendant plusieurs années les expériences de Dumontpallier passionnèrent le monde scientifique. Les représentants les plus autorisés de l'Académie des Sciences lui prodiguèrent leurs encouragements. Pasteur, Chevreul, Milne-Edwards, Faye, Paul Bert, Brown-Séquart, Henri Bouley et beaucoup d'autres vinrent dans le service de Dumontpallier suivre ses démonstrations expérimentales et apporter à ses recherches l'appui de leur autorité scientifique.

Pour assurer le contrôle de leurs expériences, Dumontpallier et Magnin ne manquaient aucune occasion de recourir à la collaboration des hommes les plus compétents. C'est ainsi que, pour la vérification de l'influence des vibrations sonores sur la sensibilité des hystériques, ils firent appel au concours d'un ingénieur du plus haut mérite, M. Lyon, ancien élève de l'Ecole polytechnique et de l'Ecole des Mines.

M. Lyon imagina de placer sur le pied d'une des hystériques hypnotisées une des extrémités d'un tube en caoutchouc de sept mètres de longueur. A l'autre extrémité, il approchait une montre à des intervalles indéterminés. Des observateurs placés près du pied du sujet constatèrent qu'à certains moments le pied était animé de mouvements isochrones à ceux des mouvements de la montre. Les périodes où apparaissaient les mouvements correspondaient à celles où la montre était appliquée à l'autre extrémité du tube. Or, c'était à l'insu de ces observateurs que M. Lyon approchait ou éloignait la montre. La concordance des battements était cependant rigoureusement exacte et cette constatation suffisait pour exclure toute idée de complaisance ou de simulation du sujet. Pour s'entourer de précautions encore plus grandes M. G. Trouvé, ingénieur-constructeur, fabriqua un appareil susceptible de provoquer des sonorités intermittentes d'intensité variable. Les différences d'intensité furent enregistrées à distance, alors qu'aucun de ceux qui observaient le sujet n'était au courant de ce qui se passait à l'autre extrémité du tube. Un tel souci du contrôle dans les expériences témoigne de la probité et de la rigueur avec lesquelles elles étaient poursuivies.

Un autre exemple de la largeur de vues dont Dumontpallier était animé, se trouve dans la façon dont je fus amené à devenir son collaborateur.

Obéissant à une inclination naturelle de mon esprit je m'étais, dès le début de mes études médicales, senti attiré par les services d'hôpitaux où l'on s'occupait de questions de pathologie nerveuse et mentale, et surtout de psychologie médicale.

Je fus assidu aux cours de la Salpêtrière, où Charcot étudiait l'hypnotisme dans ses rapports avec la grande hystérie. A Saint-Antoine, je m'intéressai aux curieuses expériences de Mesnet, qui plaçait des hommes vigoureux dans l'état de fascination et les transformait en véritables automates. Le Dr Auguste Voisin voulut bien m'admettre, dans son service de la Salpêtrière, aux séances où il s'efforçait d'étendre au traitement des aliénés les bienfaits de la psychothérapie. A la Pitié, élève attentif de Lasègue, j'ai entendu ses éloquentes leçons sur le braidisme, la catalepsie, le sommeil. Je suivis également, à la Salpêtrière les démonstrations de Jules Voisin, appliquant l'hypnotisme au traitement des divers troubles neuropathologiques. A la même époque Dumontpallier entreprenait ses recherches sur le rôle que jouent les agents physiques dans la production des phénomènes de l'hypnotisme. Les expériences qu'il avait instituées à la Pitié ne pouvaient me laisser indifférent. J'en devins le spectateur assidu. C'est au cours d'une de ses démonstrations que se réalisa l'évènement, qui marque une date décisive sur l'orientation de ma carrière médico-psychologique.

Un matin, après avoir provoqué chez une hystérique hypnotisée des phénomènes d'anesthésie et de contracture assez surprenants, Dumontpallier m'adressa pour la première fois la parole, et me dit : « Monsieur, vous avez suivi mes expériences avec une attention et une persévérance qui m'ont frappé. Assurément, vous vous êtes fait une opinion sur leur valeur scientifique. Renseignez-moi à ce sujet en témoin impartial, et ne craignez pas de me dire la vérité. Je vous serai reconnaissant de vous exprimer en toute franchise. Demain j'enverrai prendre chez vous le jugement que vous aurez porté sur ma personne, sur mes opinions et sur mes expériences ».

Je m'étais si bien pénétré des faits auxquels j'avais assisté que, sans une minute d'hésitation, je me mis à l'œuvre et rédigeai un mémoire dans lequel les expériences étaient passées au crible de la critique la plus serrée. Je divisai mon travail en deux parties : Dans la première, je rangeai les faits nettement établis et capables d'affronter le contrôle le plus rigoureux ; dans la seconde je fis, sans ambages, l'exposé des objections qui s'imposaient à mon esprit.

Si les poètes et les artistes sont particulièrement sensibles à la critique, « genus irritabile vatum », a dit Horace, les hommes de science n'échappent pas à cette disposition d'esprit. Il en est dont la susceptibilité s'exaspère devant la moindre contradiction et qui vous en gardent une rancune profonde. Ne connaissant pas personnellement Dumontpallier, je n'étais pas sans inquiétude sur les conséquences de mon équipée.

Dans le doute, je m'abstins de reparaître à l'hôpital. Deux jours après, un mot laconique m'invitait à m'y présenter. Dès qu'il m'aperçut, Dumontpallier me tendit la main : « Voilà donc le critique sévère qui ne mâche pas aux gens leurs vérités ! Eh bien ! cela ne me déplait pas. J'aime la sincérité, et si vous le voulez bien, vous allez vous associer à mes travaux, car je suis convaincu que nous ferons de la bonne besogne. »

La veille, j'étais un étudiant obscur ; le lendemain, un homme de grand caractère mettait à mon service les instruments de travail les plus rares et les plus précieux. De ma collaboration avec Dumontpallier et Paul Magnin, est née l'Ecole d'hypnologie qui a eu son heure de célébrité sous le nom d'École de la Pitié. Les travaux de cette école furent publiés, de 1882 à 1887 dans les comptes rendus de la Société de biologie et à l'Académie des Sciences. Ils ont fait également l'objet de thèses soutenues à la faculté de Paris, l'une par Paul Magnin, sous le titre : *Etude clinique et expérimentale de l'hypnotisme. Les excitations périphériques chez les hystéro-épileptiques à l'état de veille et d'hypnotisme* ; l'autre par moi sous ce titre : *Hypnotisme expérimental : La dualité cérébrale et l'indépendance fonctionnelle des deux hémisphères cérébraux.*

Les premières expériences de Dumontpallier eurent surtout pour résultat de mettre en évidence l'extrême impressionnabilité réflexe des hystériques en état d'hypnotisme. C'est ce que Dumontpallier exprimait, de la façon la plus expressive, dans un Mémoire de l'Académie des Sciences, en disant : « Il ressort de tous ces faits que les hystériques, en état d'hypnotisme, offrent une hyperexcitabilité nerveuse telle, qu'il n'est pas d'instrument de physique qui puisse arriver à un même degré d'actions aussi infinitésimales déterminées par les divers agents physiques ». C'est la même constatation qui faisait dire à un physicien éminent, M. Jamin, professeur à la Sorbonne, un jour qu'il assistait aux expériences de la Pitié, cette parole que nous avons retenue : « Dans mon laboratoire, nous n'avons pas de réactifs plus sensibles que ne le sont vos hystériques. »

On s'est beaucoup étonné jadis de l'impressionnabilité proverbiale de ces plantes de la famille des mimosées, auxquelles on a donné le nom de sensitives. Un léger souffle caressant les folioles les fait se replier. Un chariot passant sur la route suffit pour qu'elles se ferment à mesure qu'il s'en rapproche. L'hystérique hypnotisable constitue un réactif encore plus impressionnable. Mais le point sur lequel il convient d'insister tout d'abord c'est que la clef des phénomènes se trouve dans l'hypnotisme par lequel les pouvoirs de contrôle s'exerçant sur nos diverses fonctions se trouvent expérimentalement suspendus. C'est dans cette inibition de certains centres nerveux que réside l'intérêt de l'hypnotisme expérimental.

Il faut reconnaître à Dumontpallier le mérite de l'avoir mis en lumière de la façon la plus éclatante.

Dans les recherches poursuivies sur les hystériques hypnotisables de la Pitié, Paul Magnin s'était appliqué de préférence à l'étude des phénomènes physiques ; (anesthésies, contractures, réactions réflexes de défense et paralysies) observées dans les divers degrés de l'hypnotisme.

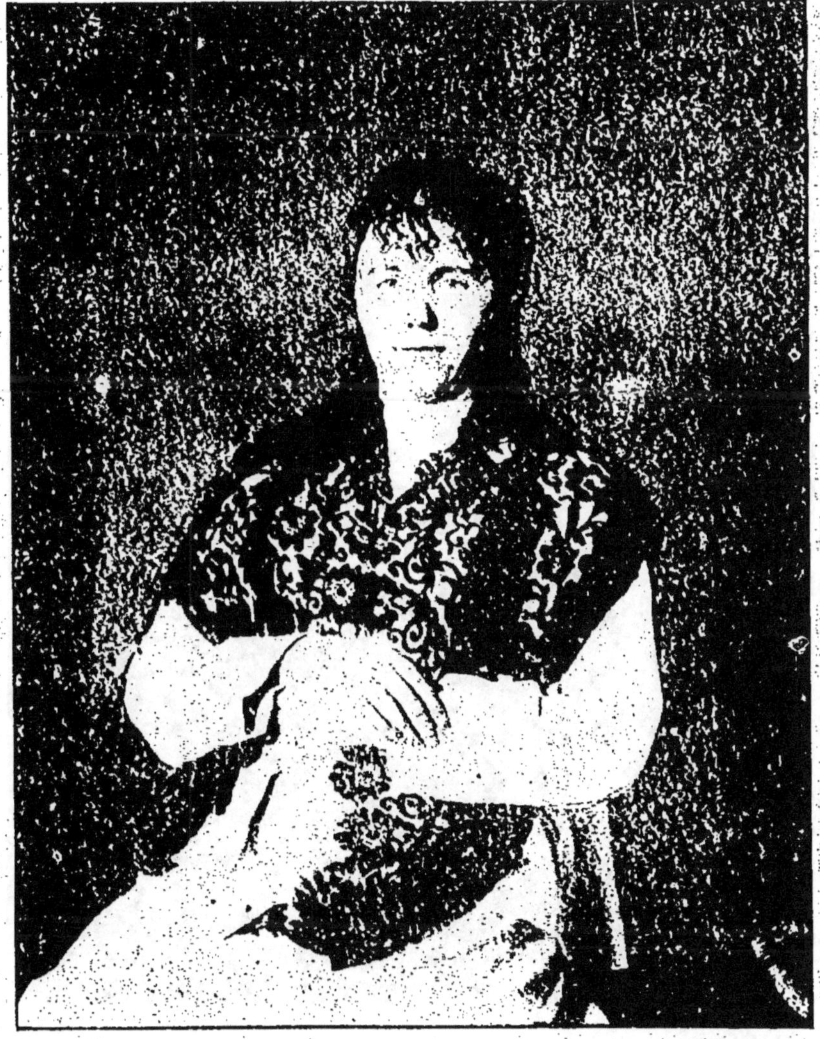

MARIA C... à l'état de veille.
*Expériences de la Pitié 1882-1884.*

Il était admirablement préparé à ces observations par les deux qualités indispensables à tous ceux qui voudront se lancer dans l'analyse de faits d'un caractère aussi minutieux : la patience et la conscience.

Le nombre d'heures consacrées par Dumontpallier et par ses élèves à leurs expériences d'hypnotisme n'est pas calculable. Je ne suis arrivé à m'expliquer la persévérance et la tenacité de Paul Magnin, interprétant pendant de longues heures, sans quitter son siège,

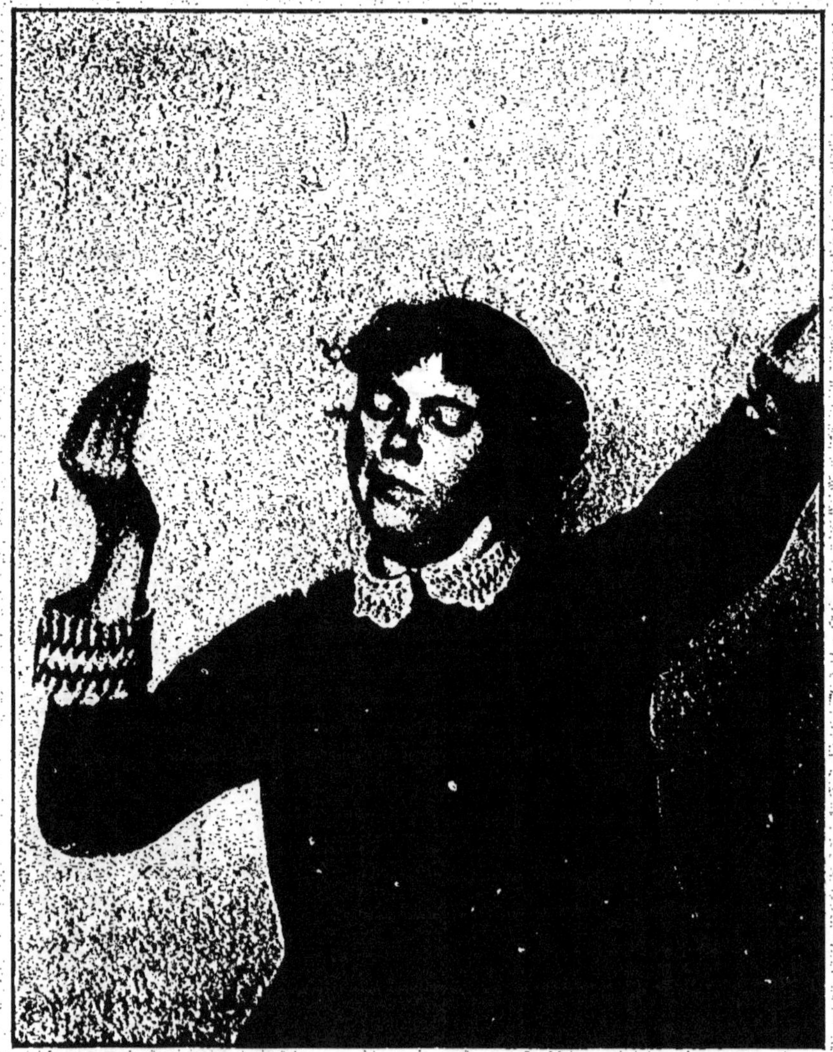

MARIA C... — Etat de catalepsie : Suggestions bilatérales simultanées. De la main droite, geste de l'adieu ; de la main gauche, geste de la menace.

les effets produits par les divers agents physiques sur la sensibilité des hystériques, que par la passion qu'il avait toujours manifestée pour la pêche à la ligne. Il dépensait autant de patience pour analyser un phénomène d'hypnotisme que pour attendre l'instant où le poisson viendrait se faire ferrer à son hameçon.

Quant à Dumontpallier, il était né en Normandie et l'on sait que les qualités dominantes de la race normande sont la persévérance dans les entreprises et l'esprit de suite dans les idées.

En ce qui me concerne, Dumontpallier, avec la largeur de vues qui

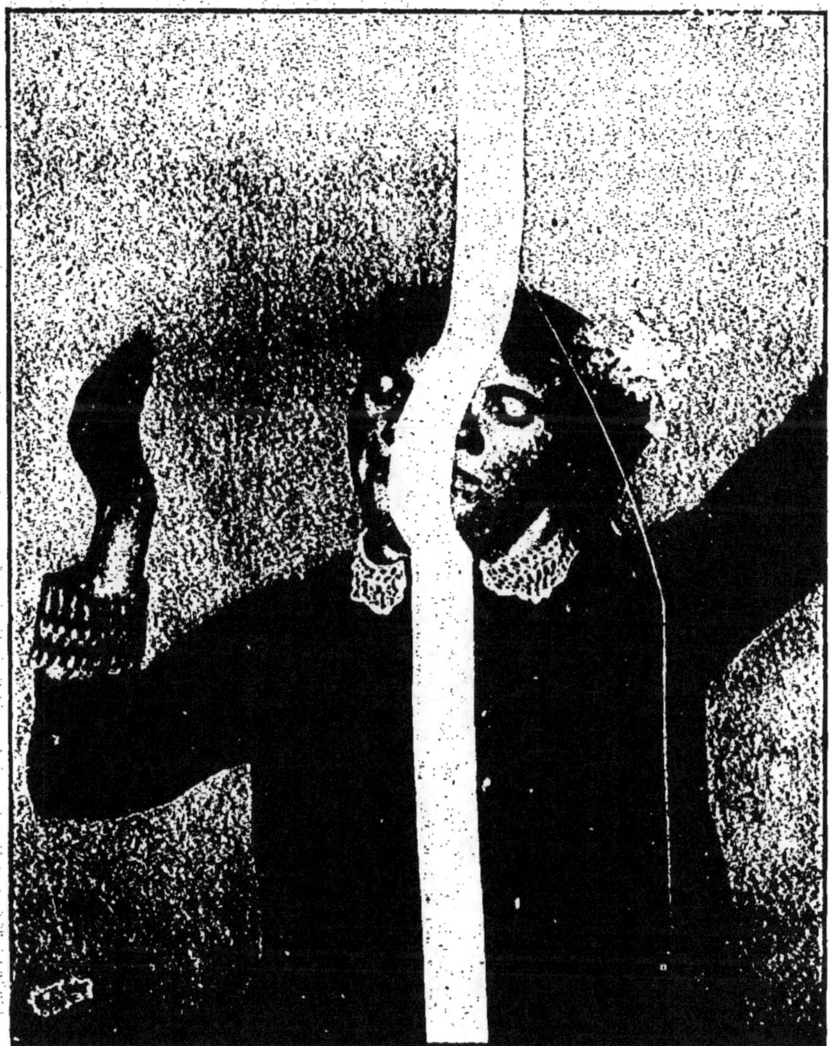

MARIA C... — Etat de catalepsie : Suggestions bilatérales simultanées. De la main droite, geste de l'adieu ; de la main gauche, geste de la menace.

le caractérisait, m'avait laissé toute latitude pour m'orienter dans la voie qui exerçait sur moi plus de séduction, c'est-à-dire vers les expériences qui se rattachaient plus directement à la psychologie.

C'est ainsi que, sous sa direction, je fus amené à l'étude des modifications survenant soit spontanément, soit expérimentalement, dans l'état mental des hystériques.

La connaissance approfondie de l'hystérie, par les rapports étroits

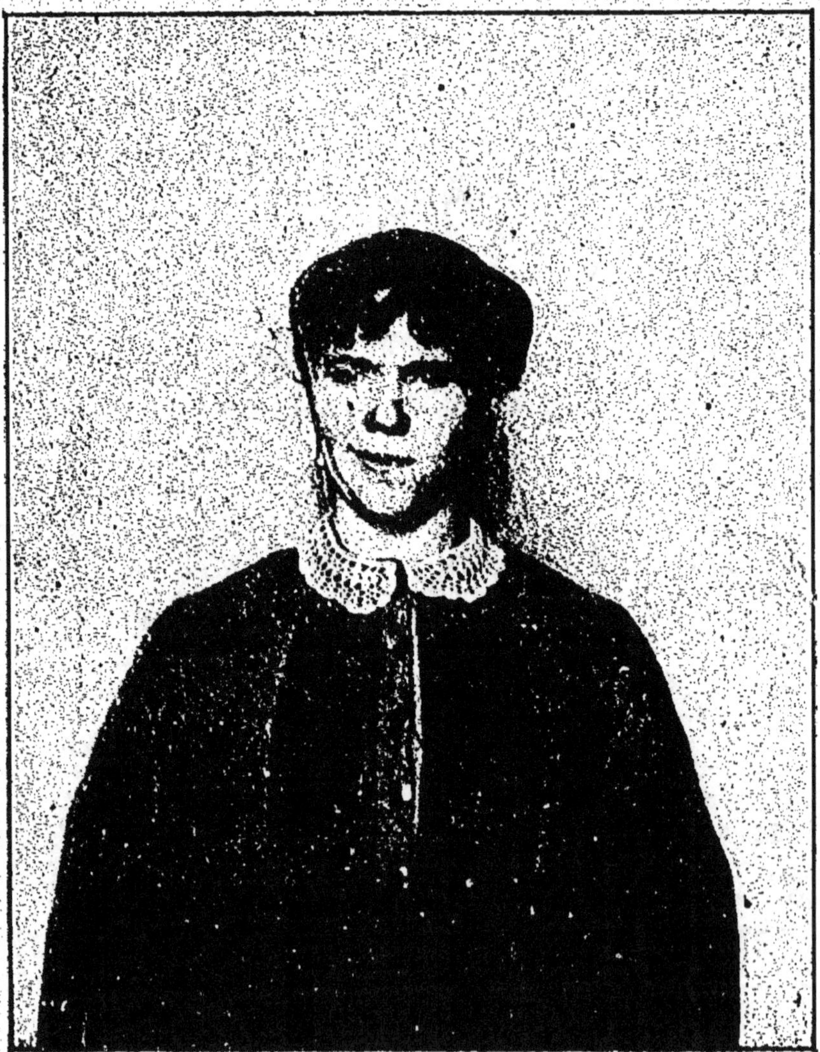

MARIE C... — Etat de somnambulisme, Hallucination de la vue.
Gaieté à droite, gravité à gauche.

que cette névrose présente avec les degrés profonds de l'hypnose, permet seule, en effet, d'aborder avec méthode la pratique de la psychologie expérimentale et de la psychothérapie.

La tendance bien marquée des symptômes de la grande hystérie à se localiser d'un côté ou de l'autre du corps ne devait d'ailleurs pas tarder à nous permettre de nous rendre compte de la possibilité de l'hypnotisme unilatéral.

Bientôt, nous pûmes constater que rien n'était plus facile, chez un

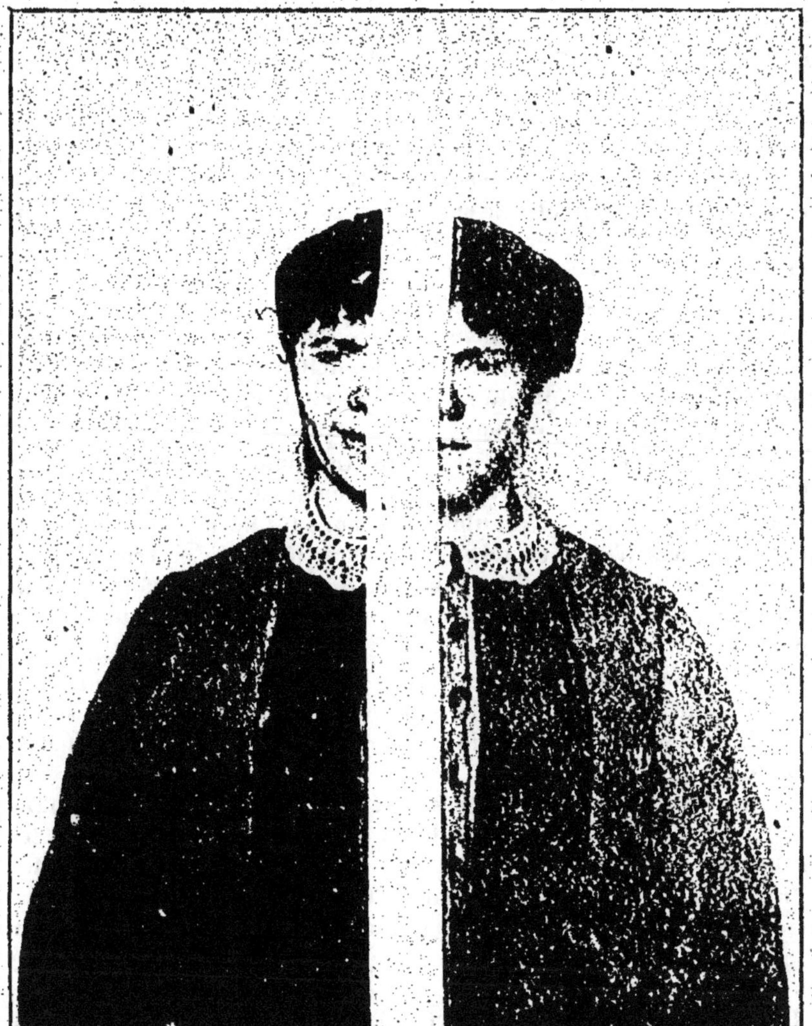

MARIA C... — Etat de somnambulisme : Hallucinations de la vue. Gaieté à droite, gravité à gauche.

sujet très hypnotisable, que de l'envisager comme composé d'un organisme double dont l'un et l'autre des deux côtés peut, au gré de l'expérimentateur, présenter des manifestations d'hypnotisme d'un caractère différent. Ces faits d'hypnotisme unilatéral avaient d'ailleurs été déjà observés. Braid produisait ces phénomènes en réveillant seulement, chez un sujet, une des deux moitiés du corps. Heidenhain, Grützner, Berger, avaient indiqué divers procédés pour limiter l'hypnotisme soit au côté droit, soit au côté gauche. Les faits signalés par le professeur Heidenhain, de Breslau, présentèrent un caractère de rigueur scientifique d'autant plus grand, qu'il les exécuta sur son propre frère, lequel, dans un but de contrôle expérimental, voulut bien se prêter à toutes les expériences possibles.

M. le Dr Ladame, de Genève, dont je suis heureux de rappeler le livre si documenté sur la *névrose hypnotique*, a réalisé également quelques expériences d'hypnotisme unilatéral.

Après avoir, à l'aide de dispositifs spéciaux, reproduit à son tour des phénomènes d'hypnotisme sur une moitié du corps, Dumontpallier, en déduisit ces conclusions importantes : « En agissant isolément sur un seul hémisphère cérébral, il est possible de rendre manifeste l'indépendance fonctionnelle de chaque moitié du cerveau ;

2° En agissant simultanément sur les deux hémisphères, on peut déterminer des manifestations fonctionnelles simultanées dont le degré, pour chaque côté du corps, est en rapport avec le degré d'excitation de chaque hémisphère cérébral. »

Bientôt des expériences extrêmement frappantes vinrent confirmer la théorie de l'Ecole de la Pitié sur l'indépendance fonctionnelle des hémisphères cérébraux. C'est ainsi qu'il nous fut permis de provoquer des phénomènes d'un caractère absolument nouveau en réalisant des hallucinations bilatérales simultanées, de caractère différent, pour chaque côté, dans les divers états de catalepsie et de somnambulisme hypnotiques.

Pour reconnaître la part que j'avais prise dans la conception et la mise à exécution de ces diverses expériences, Dumontpallier en fit, en 1884, l'objet d'une communication, en son nom et au mien, à la Société de biologie. (1)

Lors de l'exposé de ces dernières expériences à la Société de biologie, Paul Bert, qui était le président, le fit suivre des considérations les plus flatteuses : « Depuis près de trente ans, dit-il, je suis avec le plus vif intérêt tous les progrès de ce que l'on appelait autrefois le magnétisme animal, et que l'on appelle maintenant l'hypnotisme. Eh bien, je ne vois dans les découvertes auxquelles on arrive actuellement rien d'absolument nouveau. »

« Les observateurs anciens ont vu, plus ou moins, tous les faits qu'on donne aujourd'hui comme nouveaux, et les ont décrits. Il faut reconnaître, cependant, que les observateurs actuels ont le mérite de les étudier avec plus de méthode. »

---

(1) Dumontpallier et Bérillon. — Indépendance fonctionnelle des deux hémisphères cérébraux. — Hallucinations bilatérales simultanées dans l'hypnotisme. — Persistance à l'état de veille. (Société de Biologie, 1884, p. 405).

« Le seul fait réellement nouveau, ajouta en terminant Paul Bert, qui m'a le plus frappé et que les anciens magnétiseurs n'avaient jamais réalisé, c'est celui de diviser l'homme hypnotisé en deux et d'en faire un individu double. J'estime donc que ces études doivent être poursuivies en raison de l'intérêt exceptionnel qu'elles présentent. »

L'ensemble de ces expériences a été publié dans mon livre : *Hypnotisme expérimental : La dualité cérébrale et l'indépendance fonctionnelle des hémisphères cérébraux*, dont Dumontpallier avait rédigé la préface. Cet ouvrage est épuisé ; je me propose, dans une nouvelle édition d'en tirer toutes les déductions pratiques que comporte cette démonstration. Je la compléterai également par la publication de photographies qui n'ont point figuré dans la première édition. Pour que vous puissiez juger de l'intérêt présenté par ces expériences il me suffira de joindre à cet exposé, forcément limité, quelques-unes de ces photographies.

Dans le domaine purement expérimental, Dumontpallier ne borna pas là ses recherches. Le 25 juillet, il fit à l'Académie des sciences une communication sur : l'action vasomotrice de la suggestion chez les hystériques hypnotisables.

De l'exposé de ces faits observés, il résultait que, dans les circonstances déterminées, *la suggestion peut produire une modification vasomotrice caractérisée par une élévation de température de plusieurs degrés centigrades, et cela pour des régions limitées à volonté.*

Le fait de l'élévation locale de la température, déterminée par la suggestion, ouvrait la voie à une série d'expériences nouvelles de même ordre, et permettait une interprétation physiologique de phénomènes sur la réalité desquels planait toujours le doute scientifique. Aussi, on peut se demander, avec Dumontpallier, s'il n'y a pas, entre l'élévation locale de la température et la production de phlyctènes, d'ecchymoses, d'hémorragies, que des degrés d'action de la suggestion.

Dumontpallier avait consacré dix années à des études d'ordre purement expérimental. Mais, à partir de l'année 1887, toutes ses communications se distinguent par leur tendance à agrandir de contributions nouvelles le domaine de la psychothérapie. Il suffira de les énumérer pour que l'on puisse se rendre compte de l'extrême variété et de l'importance de ses observations cliniques :

De l'analgésie hypnotique dans le travail de l'accouchement. (Société de Biologie 1887, et *Revue de l'hypnotisme*, 1re année, 1887, p. 257). (1)

(1) De son observation souvent citée depuis, il pouvait déduire la possibilité qu'un jour un certain nombre de femmes hypnotisables avant le commencement du travail, pourront bénéficier de l'hypnotisme au moment de l'accouchement.

L'hypnotisme et les contractures hystériques. (*Revue de l'hypnotisme*, 4e année, 1890, p. 289.)

Un suggestionneur précoce (*Revue de l'hypnotisme*, 5e année, 1890, p. 26).

De l'action de la suggestion pendant le travail de l'accouchement. (Société d'hypnologie, novembre 1891).

Observation de chorée guérie par la thérapeutique suggestive. (Société d'hypnologie, novembre 1892).

Remarques sur la nature de la chorée infantile et sur son traitement par la suggestion hypnotique. (Société d'hypnologie, 1893).

Vomissements incoercibles, guérison par la suggestion hypnotique. (Société d'hypnologie, juin 1894).

Alexandre Dumas fils et la médecine. (*Chronique médicale* et *Revue de l'hypnotisme*, 1896).

Rôle thérapeutique de la suggestion et de l'auto-suggestion. (Société d'hypnologie, juillet 1896).

De l'action de l'idée en pathologie et de la puissance de l'idée en thérapeutique. (Société d'hypnologie, juillet 1897).

En résumé, l'œuvre de Dumontpallier en hypnotisme se répartit en deux périodes très distinctes. Dans la première, il reste dans le domaine purement expérimental, étudiant, avec la collaboration de ses deux élèves, Magnin et Bérillon, le rôle des agents physiques dans la production des phénomènes de l'hypnotisme chez les hystériques hypnotisables. Dans la seconde, il se montre surtout préoccupé de déterminer les applications pratiques de l'hypnose au traitement des troubles fonctionnels et des névropathies. Dans ces deux ordres de recherches, il ne cesse jamais de prouver qu'il savait unir la rigueur scientifique d'un physiologiste consommé à la perspicacité d'un clinicien de premier ordre.

Le nom de Dumontpallier a été mêlé à tous les principaux événements qui ont marqué en France la renaissance des études psychologiques. En voici les dates principales : En 1877, il publiait le rapport sur la métallothérapie, qui marque l'entrée de l'hypnotisme à la Salpêtrière. En 1889, il était spontanément désigné par tous les organisateurs pour présider le premier Congrès international de l'hypnotisme expérimental et thérapeutique. Tous ceux qui ont pris part aux travaux de ce congrès se rappellent l'autorité et l'impartialité avec lesquelles il dirigea les discussions et les travaux de ces assises mémorables.

On peut dire qu'un des plus grands services que notre maître ait rendu à la cause de l'hypnotisme fut d'accepter la présidence de ce premier Congrès international de l'hypnotisme, tenu à l'Hôtel-Dieu de Paris, du 8 août au 12 août 1889.

Le discours qu'il prononça à la séance d'inauguration mérite d'être relu, car il nous donne une idée exacte de la clarté de son esprit et de la méthode rigoureuse avec laquelle il avait abordé l'étude de l'hypnotisme. Tout en reconnaissant la part considérable jouée par la suggestion dans la production des phénomènes hypnotiques, il affirmait nettement la nécessité de recourir à l'intervention des agents physiques pour provoquer les états profonds de l'hypnose. Dans son esprit, la théorie d'après laquelle l'hypnose serait uniquement constituée par un élément psychique, lui paraissait trop exclusive. A son avis, la théorie de la suggestion et celle de l'*expectant attention* ne pouvaient suffire à expliquer la plupart des phénomènes qu'il avait observés.

En un mot, il considérait que c'était trop limiter le champ des recherches que de s'en tenir à la théorie de la suggestion. C'est ce qu'il exprimait en disant : « La vérité est dans les écoles de Paris et de Nancy. »

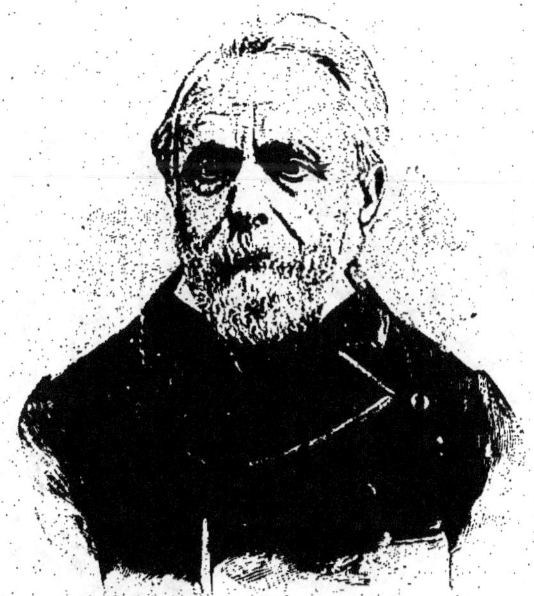

Liébault (de Nancy)

Au moment où le Dr Liébeault de Nancy, âgé de soixante-dix ans, prit sa retraite, un grand nombre de ses confrères, répondant à l'appel des Drs Lloyd-Tuckey (de Londres), Van Renterghem (d'Amsterdam) et de Mme Hemmerié dont on retrouve l'intervention partout où il y a une action généreuse à accomplir lui offrirent un témoignage de leur commune admiration.

Cette manifestation, organisée à Nancy, par un de ses plus illustres disciples, M. le professeur Liégeois, eut lieu le 25 mai 1891. Elle fut présidée par Dumontpallier. Accompagné de ses élèves, il se rendit à la modeste clinique de la rue de Bellevue où Liébeault avait, par son enseignement et par ses démonstrations formé plus d'élèves que beaucoup de professeurs officiels les plus en vue.

Après avoir saluer au nom de tous, en la personne du Dr Liébeault, l'inspirateur et le chef incontesté de l'Ecole de Nancy, Dumontpallier rendit hommage au médecin modeste qui, mu par le seul désir d'être utile, a réussi à soulager, à guérir un grand nombre de malades et à doter l'art de la médecine d'une méthode thérapeutique nouvelle à la suggestion. »

« Pendant près d'un quart de siècle dit-il, Liébeault répandit sa science en prodiguant gratuitement ses soins aux pauvres et ses bienfaits devaient seuls le consoler des railleries du public et de ses confrères. C'est donc pour nous, Messieurs, une grande satisfaction et c'est pour moi un grand honneur d'être invité dans cette réunion à lui dire notre admiration et notre reconnaissance ».

Nul n'était mieux qualifié que Dumontpallier pour interpréter les sentiments de reconnaissance et d'affection qui avaient inspiré les admirateurs du vénéré Dr Liébeault. Il appartenait à l'homme intègre qui, dans des circonstances difficiles, eut le courage de rendre une

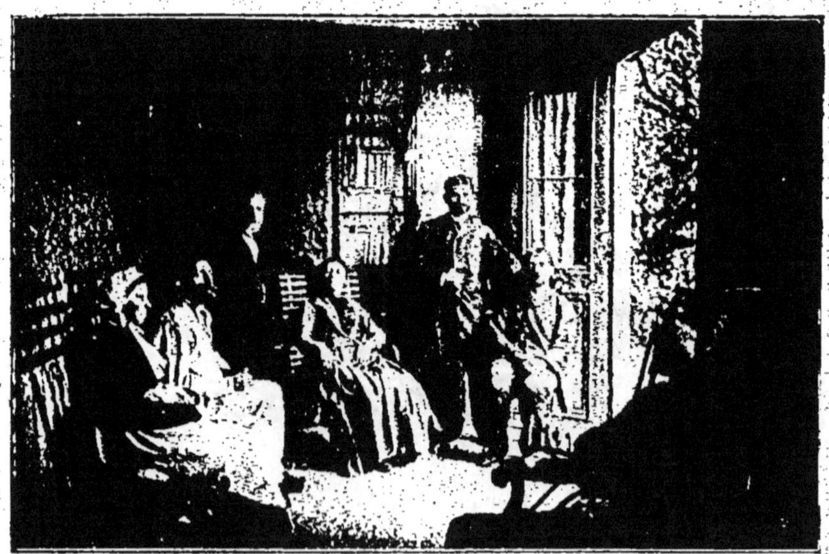

La clinique du Dr Liébault, à Nancy

entière justice à Burq, l'inventeur de la métallothérapie, de consacrer les mérites du modeste médecin dont les patientes recherches ont doté la médecine d'une thérapeutique nouvelle : la suggestion.

Enfin, le 20 juillet 1891, Dumontpallier consolidait l'œuvre générale en présidant à la création de la Société d'hypnologie, de psychothérapie et de psychologie dans laquelle vinrent se grouper tous ceux que passionne l'étude des rapports du moral avec le physique. Cette Société, imitant en cela ce que la Société de biologie avait fait pour Reyer, son président fondateur, le nomma président perpétuel.

Pendant les dernières années de sa vie, Dumontpallier donna la plus grande partie de son activité à la direction de la Société d'hypnologie. Dans l'espace de sept années, il ne lui arriva qu'une seule fois de ne pas occuper le siège de la présidence.

Notre collègue le Dr Félix Regnault définissait récemment, avec son talent habituel, le rôle joué par Dumontpallier dans cette Société, lorsqu'il écrivait :

« Nul ne sait s'acquitter de ses fonctions avec un tact plus bienveillant. Son calme contraste avec l'activité fiévreuse de son secrétaire et élève, M. Bérillon. Le visage empreint d'une gravité sereine, magnifiquement encadré d'une épaisse barbe blanche, le regard franc et limpide, un fin sourire sur les lèvres, il sait distribuer à chacun la part d'éloges qui lui revient, et envelopper la juste critique d'expressions bienveillantes qui la font accepter. Et, comme en science hypnotique les hypothèses téméraires abondent, nul ne connait mieux l'art de déterminer par un point d'interrogation une communication, sans néanmoins décourager l'auteur.

« Présider la Société d'hypnologie, remplir les fonctions de secrétaire général de la Société de Biologie, prodiguer ses soins aux jeunes lycéens de Louis-le-Grand, puisqu'il n'est plus que médecin honoraire de l'Hôtel-Dieu, tel est l'automne d'une vie bien remplie. »

Quelques mois avant sa mort, Dumontpallier rendait à ses collègues un dernier service. Préoccupé d'assurer l'avenir de cette Société, il rappela très opportunement les principes qui avaient présidé à la fondation. « Il ne faut pas, disait-il, rayer de notre vocabulaire le mot *hypnotisme*, puisqu'il exprime un état physique qui favorise la suggestion en augmentant la suggestibilité du sujet. Gardons donc l'hypnotisme qui est un moyen, un *procédé d'une grande valeur thérapeutique.*

« Quelque théorie que l'on veuille donner de l'état du cerveau dans l'hypnotisme, quelque doctrine qu'on veuille soutenir sur la suggestion, restons sur le terrain pratique, et si l'on obtient du succès par la suggestion, verbale ou écrite, parce que « la foi guérit », j'ai obtenu des succès plus remarquables et plus constants avec la *suggestion hypnotique.* C'est donc un devoir pour moi *de rester fidèle à l'hypnotisme* dans la pratique de certains cas déterminés où la suggestion à l'état de veille se trouve insuffisante. » Et il concluait par ces mots : « La suggestion à l'état de veille a une action thérapeutique indéniable ; *la suggestion hypnotique a une action thérapeutique encore plus grande.* »

Telles furent les derniers enseignements du maître. Ce sont les dernières paroles de lui que contiennent les comptes rendus de la Société d'hypnologie. Ses disciples ne cesseront de s'inspirer de la ligne de conduite qui leur a été tracée par le plus sage des maîtres. Eux aussi ils voudront rester fidèles à l'hypnotisme dont l'étude repo s sur des bases véritablement positives. Ils continueront les traditions qui ont valu à la Société d'hypnologie de prendre une place honorable dans le mouvement scientifique.

Dans l'exercice de ses fonctions de président, il avait successivement eu à prononcer l'éloge funèbre de Charcot, de Brown-Séquard, de Luys et de Mesnet, membres de la Société, et qui étaient ses amis personnels. L'état de sa santé ne lui permit pas d'être l'interprète de ses collègues lors de la mort d'Auguste Voisin, vice-président de la Société, auquel il était uni par les liens de la plus vive amitié. Il en éprouva un profond regret.

La mort d'Auguste Voisin laissait dans le bureau de la Société un vide difficile à combler. C'est alors que Dumontpallier, ayant le pressentiment de sa fin prochaine, songea à remettre en des mains

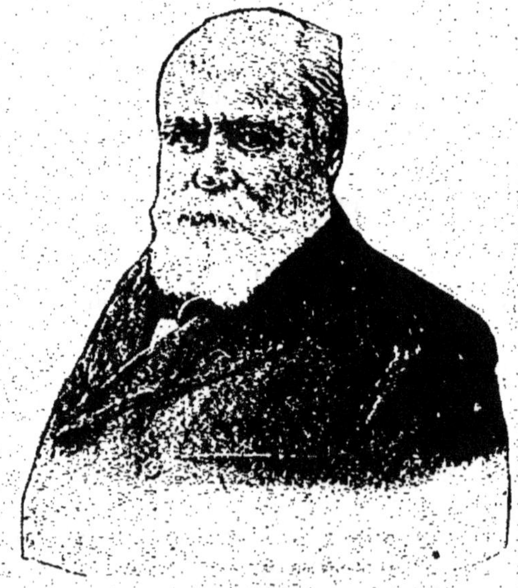

Jules Voisin.

sûres la direction de l'œuvre à laquelle il avait consacré les dernières années de sa vie. Son choix se porta sur M. Jules Voisin, le savant médecin de la Salpêtrière. Il eut la satisfaction de le voir confirmer par l'assentiment unanime des membres de la Société de psychothérapie.

Son successeur est digne de lui, et la Société fonctionne avec une admirable régularité sous la présidence du plus aimé des maîtres. M. Jules Voisin nous donne l'exemple d'un homme dont tous les sentiments sont animés par la plus large des tolérances, par la bienveillance la plus éclairée. Sa présence à notre tête est un sûr garant que jamais nous ne ferons la moindre concession aux idées qui ne seraient pas inspirées par un rigoureux esprit scientifique.

Après avoir démontré le rôle si considérable joué par Dumontpallier dans l'étude de l'hypnotisme et dans la création de la psychothérapie, il me reste, m'adressant à des psychologues, un autre devoir à remplir : celui de fixer par quelques traits saisissants le portrait psychologique de celui dont nous célébrons aujourd'hui la mémoire.

Cette tâche ne saurait comporter de grandes difficultés, car jamais physionomie ne s'est présentée avec des caractères mieux accusés et plus personnels.

D'une stature élevée, le torse toujours droit, la tête relevée dans une attitude exprimant l'énergie et l'autorité, Dumontpallier donnait, dès le premier aspect, l'impression d'un homme doué d'une volonté puissante et d'une constitution vigoureusement trempée.

Ses cheveux largement rejetés en arrière, sa barbe qu'il portait toujours ample, donnaient à son visage cette allure imposante qu'on se plaît à prêter au Jupiter olympien, aux grands preux du Moyen-Age, aux Burgraves.

De ses yeux qui regardaient franchement les gens en face, se dégageait une telle expression de loyauté, de naturel et de bonté qu'on se sentait aussitôt en confiance auprès de lui.

Quand il parlait, il s'exprimait d'une voix forte, sonore, qu'on entendait résonner d'une extrémité d'une salle d'hôpital à l'autre. Ne s'étendant jamais en longs discours, il avait, au plus haut degré, le don d'écouter et de s'assimiler les opinions des autres. Dans la conversation, il ne prononçait jamais de mots inutiles, ne disant que ce qui était nécessaire pour être compris. Son langage clair, laconique, précis, expressif, était celui d'un homme d'action, épris d'exactitude et de sincérité.

On peut dire de lui qu'il appartenait à cette catégorie d'esprits qui se caractérisent par l'aptitude à pénétrer vivement et profondément les conséquences des principes et des actes. S'il était capable d'analyser, d'approfondir, il possédait encore à un plus haut degré le pouvoir de synthèse. Avec lui, on était assuré de ne pas rester longtemps dans l'indécision. Quelques instants de réflexion lui suffisaient pour aboutir à des conclusions formelles.

Dès le jour où il m'avait accordé son amitié, ayant constaté la réalisation toujours exacte de ses prévisions, j'avais pris l'habitude de me conformer, sur les questions au sujet desquelles j'éprouvais quelque hésitation ou quelque embarras, à me conformer strictement à sa direction et à ses instructions. Il n'y a pas de cas où je ne m'en sois bien trouvé.

Quand Dumontpallier, dans une circonstance déterminée, avait envisagé une solution, on pouvait, en toute sécurité, aller de l'avant.

De son origine normande, il avait conservé la finesse et le bon sens. Je n'ai jamais entendu aucun homme, dans ses appréciations sur les hommes et sur les choses, faire preuve d'un jugement plus éclairé. Sa bienveillance naturelle, dont l'extériorisation se manifestait par un sourire dès qu'il se trouvait en présence de ses amis, de ses élèves, l'avait amené à un optimisme de bon aloi. Dans les discussions scientifiques, il défendait ses idées avec la fermeté qu'inspire une conviction réfléchie. Jamais on ne le voyait se départir d'une courtoisie parfaite, car son esprit de tolérance et son respect des opinions d'autrui étaient sans égales. A ces qualités, je dois en ajouter d'autres par lesquelles sa personnalité revêtait une supériorité peu commune : l'exactitude, la franchise et le courage.

Dans l'accomplissement de ses devoirs hospitaliers, de ses fonctions administratives et de ses obligations professionnelles, Dumontpallier faisait preuve d'une ponctualité légendaire.

Médecin du lycée Louis-le-Grand, sa première visite à l'infirmerie eut lieu le 18 décembre. Depuis lors et pendant vingt-sept ans il accomplit ce service avec une précision et une exactitude mathématiques. « Tous les jours, dit M. Gazeau proviseur du lycée, dans un éloge, en quelque saison que ce fut, il apparaissait à la même heure, droit dans sa haute taille, avec sa tête olympienne d'artiste et de savant, l'œil éclairé de bonté et de franchise. » C'est qu'il aimait par-dessus tout ce lycée Louis-le-Grand, dont il se considérait comme le médecin-major. En veillant avec un soin jaloux sur la santé des jeunes générations dans lesquelles notre pays place avec raison le meilleur de ses espoirs, Dumontpallier avait la conscience de remplir le plus élevé de ses devoirs patriotiques.

A l'hôpital, il faisait preuve de la même exactitude. Arrivé à huit heures et demie, il demeurait dans les salles jusqu'à midi. Son dévouement à ses malades était poussé si loin qu'il venait à l'hôpital même le dimanche et y faisait son service comme les autres jours.

Elu secrétaire général, le premier de la Société de biologie, sous la présidence de Claude Bernard, sa réélection eut lieu, de cinq ans en cinq ans, toujours à l'unanimité. C'est qu'il s'acquittait de toutes les besognes absorbantes qui se rattachent à cette importante fonction avec une régularité et une méthode qui ne pourront que difficilement être égalées. Les services qu'il rendit lui valurent d'être nommé, aussi à l'unanimité, secrétaire perpétuel.

Prenant place au bureau avant que le premier de ses collègues fut arrivé, il organisait la vie de la Société, assurant l'exécution de l'ordre du jour, l'organisation et aussi la réunion des commissions, surveillant les publications, obtenant, sans jamais froisser personne, la soumission de tous aux exigences du règlement.

La séance terminée, il s'en allait le dernier après s'être assuré que toute chose était bien à sa place.

Il m'arrivait souvent de l'attendre et je l'accompagnais à pied, jusqu'à son domicile, 24 rue Vignon. Suivant le boulevard Saint-Germain, traversant la place de la Concorde, nous cheminions lentement, échangeant des vues sur les questions d'actualité scientifique. Au cours de ces entretiens, il s'informait toujours de ma droiture et de probité, Dumontpallier ne sut jamais plier son esprit à aucune des compromissions en usage dans les milieux officiels ou académiques.

S'il fut enfin élu à l'Académie de médecine, il le dût à ce que d'anciens adversaires très puissants, dont il n'avait pas hésité à déranger les combinaisons lorsqu'il avait été appelé à faire partie du jury des concours des hôpitaux, vinrent spontanément lui offrir leurs voix. Il n'en fut pas étonné. « J'aurais agi comme eux, me disait-il, si j'avais été à leur place. Dans tous les concours où j'ai été appelé à donner mon suffrage, je n'ai jamais été inspiré que par la valeur des candidats. Il est tout naturel que l'on se comporte aujourd'hui à mon égard comme je me suis toujours comporté à l'égard des autres. »

Un témoignage qui lui a été rendu publiquement par tous ceux qui ont vécu dans son entourage, c'est que Dumontpallier était un homme d'une sûreté sans égale. On savait qu'il tenait toujours rigoureusement les promesses auxquelles il s'était engagé. Il était de ceux dont on peut dire qu'ils n'ont jamais manqué à leur parole.

Lorsqu'il arrivait à Dumontpallier d'être le témoin d'une de ces défaillances morales, d'un de ces actes de courtisanerie qu'on observe trop souvent dans les milieux les plus cultivés, il en éprouvait toujours le plus grand étonnement. C'est qu'il était inaccessible à ces faiblesses.

Sans se préoccuper jamais de ce qui pouvait en résulter de fâcheux pour lui, il ne manifesta jamais la moindre hésitation dans l'accomplissement d'un devoir ou d'un acte de justice.

Les circonstances dans lesquelles il intervint pour soutenir une cause juste, pour défendre un opprimé, pour s'opposer à l'arbitraire d'un homme puissant, furent nombreuses.

Il y démontra qu'il était le détenteur de la véritable bravoure, de celle par laquelle on demeure fidèle à ses principes et à ses convictions, de celle par laquelle on se place au-dessus des jugements superficiels et malveillants. Par là, il est apparu à tous ceux qui l'ont approché comme doué d'un caractère supérieurement trempé.

Quelques anecdotes, mieux que ne pourraient le faire de longs récits, permettent souvent d'apprécier la valeur morale d'un homme. En mettant en relief certaines particularités de sa psychologie, elles soulignent en quelque sorte ce qu'il y a d'original et de véritablement personnel dans son individualité. C'est pourquoi je ne saurais résister au désir de vous en rapporter dans lesquelles se révèle l'esprit d'initiative et de décision qui caractérisa si particulièrement Dumontpallier.

***

L'ascendant scientifique de Claude Bernard avait groupé autour de lui toute une phalange d'esprits ardents, épris d'un vif amour de la science. Dumontpallier fut une des premières recrues de ce cortège de

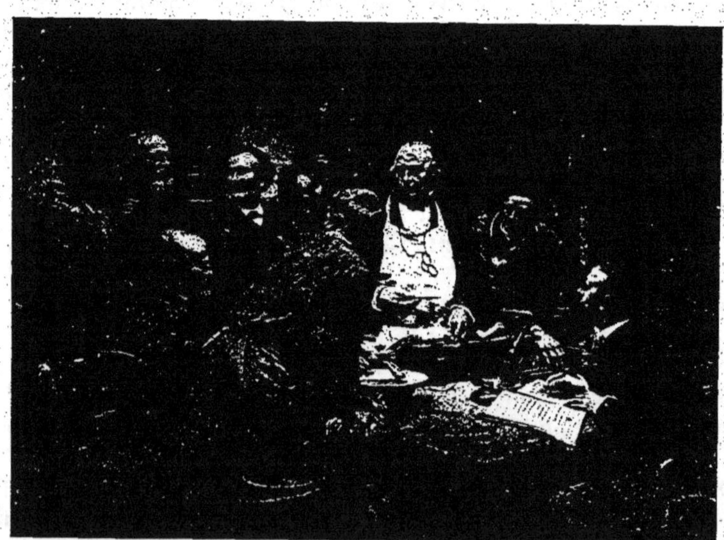

**Tableau de Lhermitte :** *Claude Bernard dans son laboratoire.*

GRÉHANT, DUMONTPALLIER, Paul BERT, D'ARSONVAL, Claude BERNARD,
MALASSEZ, DASTRE.

physiologistes désigné sous le nom de la *pléiade*, au nombre desquels se trouvaient Paul Bert, Gréhant, Malassez, d'Arsonval, Dastre, Paul Regnard, Charles Richet. Il figure dans l'admirable tableau du peintre Lhermitte, où Claude Bernard est représenté au milieu de ses élèves, dans la cave humide du Collège de France qui lui servit si longtemps de laboratoire.

Dans ce groupement d'hommes illustres, Dumontpallier est le seul représentant de la médecine clinique. Il fut un des premiers médecins des hôpitaux chez lesquels on ait constaté la préoccupation de faire bénéficier la clinique des données de la médecine expérimentale. Ayant par sa fréquentation quotidienne avec Claude Bernard, contracté le goût des recherches expérimentales, il n'est pas étonnant qu'il ait été amené à appliquer à l'étude de l'hypnotisme les méthodes de contrôle rigoureux dont il avait étudié l'emploi dans les laboratoires de physiologie. Ce fut lui qui prit l'initiative de la composition du tableau de Lhermitte et c'est à sa ténacité, en dépit de nombreuses difficultés, qu'on doit la réalisation de cette œuvre admirable.

⁂

La première circonstance où il eut l'occasion de manifester l'indépendance de son esprit fut un concours de médecins des hôpitaux.

La présidence du jury avait été attribuée au professeur Germain Sée, alors à l'apogée de son omnipotence et de son prestige. Dumontpallier, étant le plus jeune des juges, avait été désigné pour remplir les fonctions de secrétaire.

Imbu, comme il le fut toujours, des principes de la plus stricte équité, il prit son rôle au sérieux. Quel ne fut pas son étonnement d'entendre proposer pour un candidat dont l'épreuve avait été des plus médiocres, la note 30 qui était la plus élevée. Dumontpallier, prenant seul la parole, énonça le chiffre 18. Sans tenir compte de l'opinion exprimée par son jeune collègue, le président inscrivit 30

Alors Dumontpallier, s'étant levé, prit son chapeau et s'en alla.

Il n'avait pas fait dix pas dans le couloir qu'il entendait la voix de Germain Sée criant : Dumontpallier ! Dumontpallier !

Il s'arrête. Un court dialogue s'engage entre les deux hommes :

« Voyons, Dumontpallier, cela n'est pas sérieux. Ce candidat est mon élève. Il est le seul auquel je tienne. On peut s'entendre. Quelle note proposez-vous ?

— 18 !

— Je le reconnais, ma note est un peu forte ; mettons 28 !

— 18 !

— Je veux être bon prince, descendons à 27.

— 18 !

— Si nous abaissons au-dessous, il ne sera pas admissible.

— 18 !

— C'est bien ! soit ! Je m'incline, mais nous nous retrouverons. » Alors rentrant en séance, Germain Sée dit simplement :

— « Nous nous sommes mis d'accord; M. Dumontpallier m'a démontré que l'épreuve ne valait pas plus de 18 »

Vingt-cinq ans se passent, Dumontpallier est candidat à l'Académie de médecine. Deux fois il échoue. Le sourire narquois de l'ancien adversaire lui prouve que l'heure des représailles a sonné. Candidat une troisième fois, huit jours avant le scrutin, Dumontpallier se rencontre nez à nez, dans les couloirs de l'Académie, avec son irréconciliable ennemi.

D'un geste cérémonieux, Germain Sée, auquel il n'a pas jugé à propos de faire la visite traditionnelle, soulève son chapeau et lui dit :

— Bonjour, monsieur le membre de l'Académie de médecine.

— Monsieur, lui répond Dumontpallier, que vous ne votiez pas pour moi, c'est votre droit ; mais qu'à votre hostilité vous ajoutiez la moquerie, cela n'est pas digne de votre rang.

— Vous vous trompez, Dumontpallier. Mardi prochain, vous serez de l'Académie. Je viens de faire campagne pour vous.

— A quoi dois-je attribuer ce revirement d'opinion ?

— A ce que, malgré notre différent d'autrefois, je ne saurais vous tenir rigueur d'avoir eu le courage de votre opinion. Et puis, aussi, parce que je vous préfère à votre concurrent. De deux maux, ne faut-il pas savoir choisir le moindre ?

Depuis lors la paix fut conclue, et ils vécurent comme d'excellents collègues.

∴

Devenu ministre de l'Instruction publique dans le grand ministère de Gambetta, Paul Bert n'en continua pas moins à venir présider, chaque semaine, les séances de la société de biologie.

Depuis plusieurs années Dumontpallier siégeait à sa gauche en qualité de secrétaire perpétuel et des liens d'une étroite amitié les unissaient.

Un samedi, pendant la séance, Paul Bert, se penchant à l'oreille de son voisin, lui dit :

— « Les jours du ministère sont comptés. C'est le moment de me demander ce qui peut vous être agréable. C'est accordé d'avance.

— « Eh bien ! puisque vous tenez tant à me faire plaisir, récompensez le vieux docteur Burq, pour ses travaux sur la métallothérapie ; nommez-le chevalier de la Légion d'honneur.

— « C'est entendu, répondit Paul Bert, mais cela ne vous concerne pas personnellement. Demandez-moi quelque chose pour vous.

— « Décorez Burq, cela me suffira. »

Quelques jours après, en sortant de la Pitié, Dumontpallier nous dit, à Magnin et à moi : « Accompagnez-moi, vous me servirez de témoins pour un acte de réparation » Nous montons dans sa voiture. Arrivés en haut du boulevard Saint-Michel, après avoir gravi six étages, nous entrons à sa suite dans une étroite mansarde, éclairée par une fenêtre à tabatière.

Là, sur un lit de fer, gît un vieillard immobilisé par une attaque d'hémiplégie. C'était le docteur Burq.

Dumontpallier l'embrasse et attachant à sa chemise la croix de la Légion d'honneur : « Voilà, lui dit-il, qui vous consolera de bien des amertumes ! »

Burq se met à verser d'abondantes larmes. N'allez pas croire que ce fut dû simplement à sa qualité d'hémiplégique, car Magnin et moi, qui ne l'étions pas, nous ne pûmes nous retenir d'en faire autant.

J'ai su depuis que Dumontpallier n'avait pas seulement prodigué au vieux confrère, d'une façon constante, les soins les plus assidus et les plus délicats, mais que, jusqu'à sa mort, il lui avait fourni tous les moyens d'existence.

∴

En 1899, ayant eu l'idée d'organiser la réunion d'un Congrès de l'hypnotisme expérimental et thérapeutique, j'eus bientôt rallié à cette opinion un grand nombre de concours des plus flatteurs.

En quelques semaines, un comité avait été constitué et les adhésions affluaient. Fait extraordinaire, les rapporteurs avaient terminé leur travail bien avant la date qui leur avait été indiquée. Tout marchait à souhait ; mais aucun des membres du comité d'organisation ne paraissait se soucier d'assumer l'honneur de la présidence. Me trouvant embarrassé, je m'adressai à M. Dumontpallier. Voici comment je m'exprimai : « Mon cher maître, le congrès de l'hypnotisme est complètement organisé ; il est prêt à fonctionner ; il ne lui manque qu'un président. Il paraît que celui qui acceptera cette fonction risque de compromettre son élection à l'Académie de médecine. » Il me répondit : « Vous croyez qu'en acceptant la présidence, je vais m'aliéner les suffrages d'un certain nombre de membres de l'Académie de médecine. Eh bien, cela me décide. Dites à vos amis que j'accepte. » Et il ajouta : « Si le vote de l'Académie pouvait être influencé par des considérations aussi étrangères à l'esprit libéral et scientifique, je préférerais n'en pas faire partie. »

∴

Un jour, à sa consultation d'hôpital, se présente, accompagné de sa femme, un malade atteint de tuberculose pulmonaire très nettement caractérisée. Ce malade, à la veille de répondre à une convocation pour une période d'exercices militaires, était hors d'état de se conformer aux exigences du service. Dumontpallier après l'avoir examiné lui rédige un certificat fort explicite et lui dit : « Sur le vu de ce certificat, vous serez exempté de tout service ».

Quelques jours après, la femme du malade revient à la consultation. Elle annonce à Dumontpallier qu'il n'a été tenu aucun compte de son certificat. Saisi par le froid, au cours d'un exercice, son mari a succombé deux jours après. Immédiatement, quittant sa consultation, Dumontpallier se rend au Ministère de la Guerre, accompagné de la veuve. Il insiste tellement pour être admis auprès du ministre, qu'une audience lui est accordée. Il expose les faits et demande la réparation du dommage causé.

Le ministre dans la crainte de créer un précédent, discute et refuse.

« — Alors, lui dit Dumontpallier, étant prévenu du danger couru par un malade, vous vous arrogez le droit de l'exposer aux intempéries et de causer sa mort.

« Demain ce procès sera plaidé devant l'opinion. La parole d'un des plus éloquents de nos parlementaires vous demandera compte de l'existence humaine que vous avez sacrifiée sans nécessité : De plus, j'obtiendrai sûrement de mes collègues des hôpitaux qu'ils s'associent à mes protestations motivées. »

En présence des éventualités dont il est menacé, le ministre s'émeut.

« — Et que désirez-vous répond-il à Dumontpallier ?

« — Le prix du sang ! Vous donnerez un bureau de tabac à cette veuve et vous réparerez ainsi l'erreur de votre subordonné. »

Le ministre en prit l'engagement d'honneur. Dumontpallier ne fut satisfait que par l'accomplissement rigoureux de la promesse.

***

Un fait que peu de personnes ont connu, c'est que le Charlemagne dont la statue équestre décore le parvis de Notre-Dame de Paris reproduit, avec une très grande ressemblance, les traits de Dumontpallier.

Tout le monde a admiré ce magnifique monument aux lignes noblement décoratives. Il est l'œuvre des frères Rochet. Depuis longtemps les statuaires cherchaient un modèle digne de figurer le grand empereur d'Occident, lorsque passa devant eux le modèle rêvé : une tête puissante sur un torse d'athlète, un masque de puissance et d'autorité; des yeux graves, pénétrants, scrutateurs ; un visage orné d'une barbe majestueuse. Nul modèle au monde ne pouvait mieux servir à figurer les traits de Charlemagne que le Dr Dumontpallier.

Il se prêta de bonne grâce à la demande des sculpteurs. Mais que de tribulations connut leur œuvre. Longtemps la statue de bronze resta exposée aux quatre vents sur un socle de bois tendu de toile. Le Conseil municipal de Paris, alors féru d'esprit démagogique se montrait hostile à l'idée d'honorer la mémoire du grand empereur.

Or, on apprit un jour que la ville d'Aix-la-Chapelle avait proposé aux frères Rochet d'acquérir leur Charlemagne pour en décorer une des places de la ville.

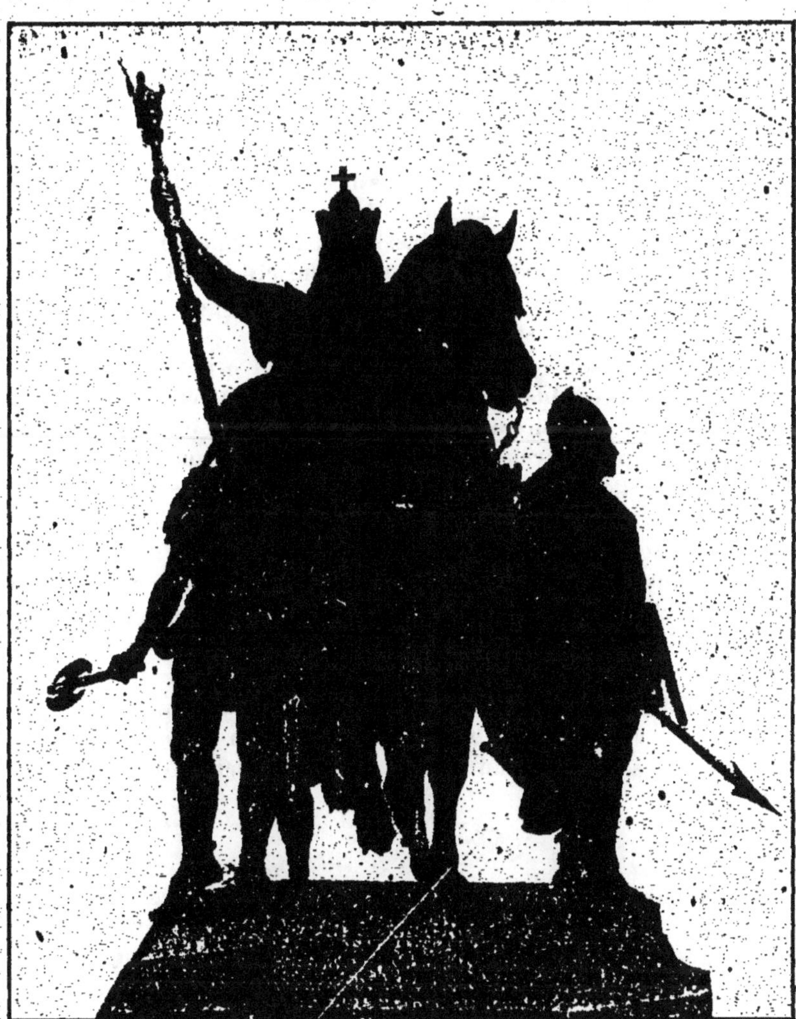

Statue de Charlemagne.

Dumontpallier en fut indigné. Comment ! ses traits iraient figurer sur la place d'une cité allemande ? Il se mit immédiatement en campagne et son intervention fut si éloquente qu'il recruta au Conseil municipal une majorité favorable à l'érection définitive de la statue de Charlemagne sur l'emplacement qu'elle occupe aujourd'hui.

Un peu plus tard, lorsqu'il fut médecin de l'Hôtel-Dieu, il lui arrivait parfois, en sortant de l'hôpital en compagnie de ses élèves, Paul Magnin et Bérillon, de sourire en regardant la statue. Un jour, faisant allusion à l'ardeur avec laquelle ses deux élèves s'étaient constitués les champions des idées qui lui étaient chères, il leur dit : « De même que ce Charlemagne dont le visage représente mes traits, je sais que je puis compter, compter lui, sur deux vaillants paladins. »

⁂

De ses études classiques et encore plus de sa fréquentation journalière avec les humanistes du lycée Louis-le-Grand, Dumontpallier avait acquis le goût des réminiscences classiques. Personne ne savait aussi finement que lui, par le simple emploi d'une citation latine, définir un état d'âme, caractériser une situation. Je n'en signalerai qu'un exemple, des plus démonstratifs.

Un matin, après son service à la Pitié, il entra dans la salle des médecins. Justement, plusieurs de ses collègues s'entretenaient de ses expériences sur l'hypnotisme. Dissimulant mal son incompétence et son absence d'esprit psychologique par un scepticisme de mauvais aloi, un jeune médecin, qui faisait un remplacement, discuta la portée clinique de ces expériences. Justement ce confrère venait d'être promu agrégé par la toute puissance de Charcot.

Resté seul avec Dumontpallier, je lui exprimai mon étonnement qu'un ancien chef de clinique de Charcot n'eut pas des vues plus nettes sur une question à laquelle son maître devait la plus grande partie de sa célébrité.

Dumontpallier me répondit : « Cela prouve simplement que s'il dépend de la volonté de Charcot de faire d'un de ses élèves un *agrégatus*, il est absolument hors de sa puissance d'en faire un *egregius*.

⁂

Il appartenait aux hommes de notre génération d'être témoins de faits les plus capables de provoquer l'étonnement. En effet, il leur a été donné d'assister à la dissolution des écoles psychologiques et neurologiques, dont la solidité et la durée semblaient assurées par les constructions les plus solides. Et, ce qui n'a pas été le moins surprenant, c'est que ces démolitions ont été accomplies, non par les agressions d'adversaires intéressés ou systématiques, mais par ceux-là mêmes auxquels devait naturellement incomber la mission de perpétuer les enseignements de leurs chefs.

L'école de Charcot, à la Salpêtrière, après avoir, pendant l'existence du maître, brillé d'un éclat incomparable, n'a pas survécu à la disparition de son fondateur. Le domaine scientifique constitué par ses études sur l'hystérie et sur l'hypnotisme a été, immédiatement après sa mort, l'objet d'un démembrement systématique. Tels les généraux d'Alexandre se disputant les lambeaux d'un vaste empire, les disciples de Charcot se sont efforcés de déprécier l'œuvre du maître. Ceux-là même qui avaient dû à son omnipotence d'accéder aux dignités les plus élevées de la hiérarchie médicale se sont faits les artisans de cette désagrégation.

Après avoir déprécié les méthodes de recherches, ils se sont attaqués aux conclusions. Tant qu'ils n'eurent pas jeté par terre les derniers piliers de l'édifice si laborieusement échafaudé par le maître, leur rage de destruction ne sut contenir ses efforts.

Actuellement, si on voulait s'en rapporter aux affirmations de ceux qui furent autrefois ses élèves les plus empressés, il ne resterait plus rien de l'œuvre doctrinale de Charcot sur l'hystérie et sur l'hypnotisme.

Il en a d'ailleurs été de même de l'œuvre de Liébeault. S'il est vrai que les plus éminents de ses disciples, au nombre desquels il faut compter Liégeois, Beaunis, Van Renterghem, Lloyd-Tuckey, Wetterstrand, etc., n'ont cessé de se réclamer de son enseignement et de ses doctrines, par contre, d'autres semblent surtout s'être préoccupés d'en méconnaître ou d'en dénaturer la portée.

Imprudemment initiés par Liébeault lui-même à la pratique de ses méthodes, ils n'ont rien négligé pour accaparer à leur profit le mérite des découvertes dont on avait eu grand peine à leur démontrer l'intérêt. Après avoir puisé toutes leurs inspirations dans l'enseignement du grand fondateur de l'Ecole de Nancy, ils se sont appliqués à altérer sa doctrine au point de la rendre méconnaissable. Tel d'entre eux, afin de mieux dissimuler son plagiat, n'a pas hésité à substituer à la conception si positive d'une psychologie expérimentale et d'une psychothérapie basées sur le sommeil provoqué, la notion informe d'une prétendue « suggestion », notion sans définition scientifique et sans limites, à laquelle il faudrait rapporter l'origine de toute intervention psychologique ou psychothérapeutique. Là encore, le sophisme édifié sur des apparences fictives et sur des théories hasardeuses s'est substitué à la solidité de l'expérimentation positive.

Dumontpallier, qui eut l'heureuse fortune d'être l'élève favori de deux des plus grands hommes de notre époque, Trousseau et Claude Bernard, garda de leur enseignement cet esprit d'initiative, cet amour désintéressé de la science et cette fermeté de caractère par lesquelles on édifie les doctrines capables de résister aux contradictions d'intérêt ou de sentiment.

Ayant à soutenir des opinions nouvelles, contraires aux idées reçues, il le fit avec une précision et une clarté qui n'ont laissé place à aucune interprétation paradoxale.

Ses conclusions sur la nature et sur les applications de l'hypnotisme sont, aujourd'hui encore, inattaquables. C'est à ce titre qu'il apparaît comme un véritable chef d'école. C'est aussi ce qui explique pourquoi, contrairement à ce qui s'est passé pour d'autres conceptions doctrinales dont la durée fut éphémère, l'œuvre de Dumontpallier est tout entière debout, défiant aussi bien les insinuations des incompétents que les railleries des impuissants et des sceptiques.

En effet, des enseignements de Dumontpallier, se dégagent les données suivantes, auxquelles la pratique apporte chaque jour une nouvelle consécration de son contrôle :

1° Tous les phénomènes de l'hypnotisme ont pour origine une modification provoquée de la sensibilité générale ou de la sensibilité spéciale.

2° La modification de la sensibilité, dont le retentissement sur les centres nerveux produit l'hypnotisme, *peut aussi bien dépendre d'actions physiques que d'actions psychiques.*

3° L'intervention des agents physiques (lumière, son, odeurs, saveurs, excitations périphériques fortes ou faibles, etc.) est seule susceptible de provoquer les états profonds de l'hypnotisme.

4° L'hypnotisme, moyen expérimental d'investigation psychologique, constitue le moyen le plus scientifique d'étudier les phénomènes d'automatisme ; il a démontré l'indépendance fonctionnelle des hémisphères cérébraux, et fait pressentir toutes les applications théoriques et pratiques qui dérivent de cette constatation.

5° La production de l'hypnotisme profond est toujours en rapport avec l'existence de l'hystérie.

6° L'hypnotisme, en développant la suggestibilité du sujet, en révélant le degré de sa malléabilité mentale, en diminuant ses résistances automatiques et inconscientes, constitue l'élément fondamental de toute psychothérapie médicale et méthodique.

Plus nombreux qu'on ne le croit sont ceux dont la pratique courante n'a cessé de s'inspirer de ces données positives. L'École de Dumontpallier née de l'inspiration d'un homme d'action et d'initiative, vivra par la volonté de ses élèves.

A ceux qui, comme Paul Magnin et Bérillon, furent les disciples de la première heure, sont venus se joindre d'autres collaborateurs animés de l'esprit psychologique le plus avisé. Il me suffira de citer parmi ceux dont l'activité ne cesse de propager et de revivifier les enseignements du maître, les noms des Drs Paul Farez et Amouroux (de Paris) ; Paul Joire (de Lille) ; Henri Lemesle (de Loches) ; Orlizky (de Moscou) ; Bonjour (de Lausanne) ; Jaguaribe (de Sao-Paulo) ; Preda (de Bukarest) ; Van Velsen (de Bruxelles) ; Wiasemsky et Podiapolsky (de Saratow) ; Crichton Miller (de Londres) ; de Geigerstam (de Gottembourg) ; Giné y Marriera (de Barcelonne) ; Vlavlanos (d'Athènes) ; Witry (de Metz) ; Vicente Hernandez (de Séville) ; Foureault (d'Angers) ; Namorado (d'Estremoz) ; Coste de Lagrave, etc.

Les institutions issues de l'initiative de Dumontpallier n'ont pas cessé de faire preuve d'une prospérité toujours croissante. Parmi elles, la Société d'hypnologie, créée en 1889, à la suite du premier

Congrès de l'hypnotisme et devenue, en 1911, dans le but d'élargir son champ d'études et d'action, la Société de psychothérapie, brille au premier rang. Ses séances toujours remplies par des communications originales, sont suivies par un public assidu. Elle a organisé avec un grand succès, en 1900, sous la présidence du professeur Raymond et du Dr Jules Voisin, le second Congrès de l'hypnotisme et de la psychothérapie. Elle en prépare un troisième. D'ailleurs son succès n'a pas été sans provoquer d'utiles émulations et on peut, sans témérité lui rapporter la création de nouvelles sociétés qui lui ont emprunté diverses parties de son programme. Quant à l'École de psychologie,

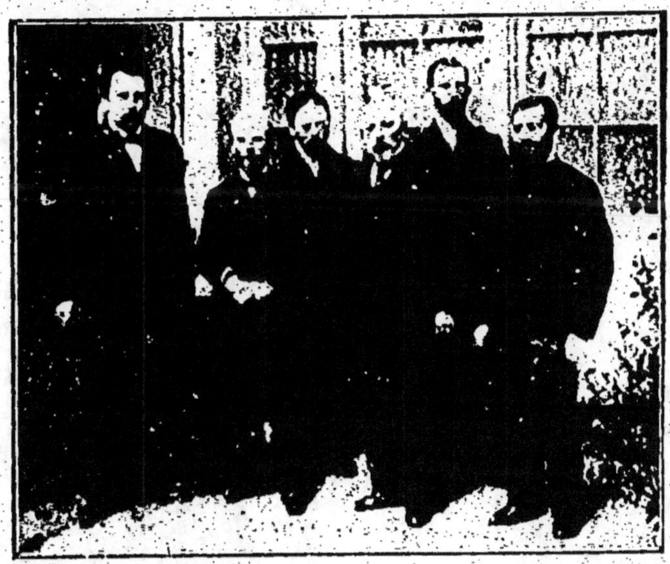

Dr Orlizky Dr Bérillon Dr Magnin Dr Damoglou
Dr Paul Farez

*Groupe d'Élèves de Dumontpallier*

émanation directe des idées de Dumontpallier, où il continua son enseignement quand il eut pris sa retraite des hôpitaux, sa vitalité est la meilleure justification de sa création. A ces groupements il faut ajouter un certain nombre d'institutions et de cliniques particulières tels que l'Institut psycho-physiologique du Dr Jaguaribe à Sao-Paulo, du Dr Paul Joire à Lille, où chaque année, de nombreux élèves sont initiés à la pratique de l'hypnotisme et de la psychothérapie.

L'œuvre de Dumontpallier ne périra pas. Après avoir, jusqu'à la fin de sa vie, connu la douceur des affections profondes et des admirations désintéressées, notre maître survivra dans la mémoire de ceux qui ont puisé, dans son enseignement, en même temps que l'amour de la science, la fidélité au devoir et le dédain des honneurs conventionnels.

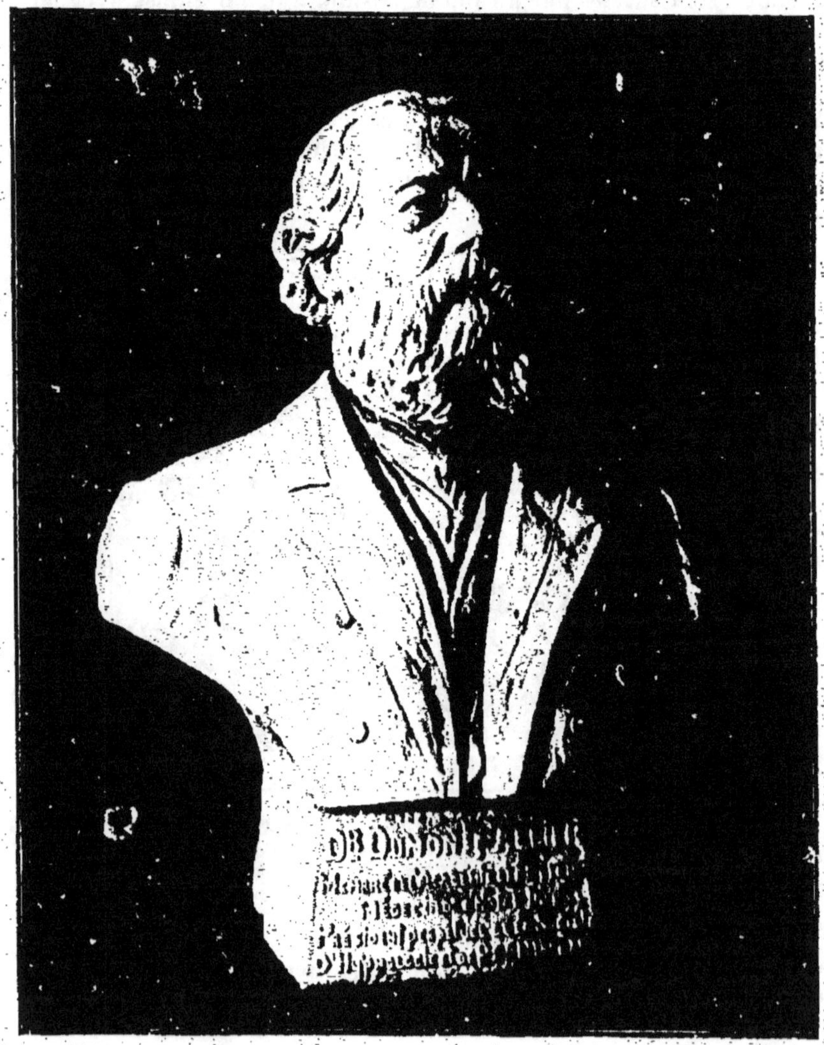

Buste du Dr Dumontpallier, par Mlle Hemmerlé, statuaire

∴

Au nom de la Société de psychothérapie, je remercie MM. les professeurs Charles Richet, Chauveau, Dastre, Henneguy, Lucas-Championnière, Ribemont-Dessaignes, Hallopeau, Ladame (de Genève), M. le Dr Bent-Barde et tous ceux dont la présence est venue accentuer encore la haute signification morale de notre manifestation.

L'affection et l'estime dont tant de personnalités entourent la mémoire de notre regretté maître, témoignent que Dumontpallier ne fut pas seulement doué d'un grand esprit scientifique, mais qu'il fut également un homme supérieur par son caractère, par sa bonté et par son désintéressement.

---

### Discours de M. le professeur Charles Richet.

« Messieurs,

« Je suis heureux de pouvoir apporter ici le témoignage de ma respectueuse admiration pour l'homme de bien, penseur profond, savant hardi, médecin habile qui est honoré aujourd'hui. Son caractère loyal, son âme généreuse lui avaient apporté de précieuses amitiés, et pourtant il n'a peut-être pas reçu toute la renommée qu'il méritait ; car il n'avait pas cette souplesse et cette docilité dans la médiocrité qui permettent d'atteindre sans obstacles les plus hautes situations. Mais Dumontpallier était de ces hommes dont la renommée va en grandissant à mesure que la postérité s'éloigne.

« On nous a dit ce qu'il a fait pour la psychologie et la science médicale. Ici je ne parlerai que des services rendus à la biologie, à la Société de biologie notamment, qui est peut-être la Société physiologique la plus illustre et la plus féconde de tout le monde scientifique. Pendant vingt-cinq ans Dumontpallier en a été le plus zélé des membres, secrétaire général incomparable, bienveillant, actif, cherchant à encourager les jeunes gens, à mettre en relief les communications qu'ils faisaient, s'oubliant lui-même, avec une abnégation qui n'est plus de notre époque. Il arrivait le premier, avec sa serviette bourrée de documents, ayant toute une volumineuse correspondance, et il écoutait les travaux présentés avec une attention soutenue — peut-être même était-il souvent seul à les écouter. Il fut, dans ses délicates et laborieuses fonctions de secrétaire général, le collaborateur de Claude Bernard, de Paul Bert, présidents de la Société, et il avait toute leur confiance. Jamais il ne manqua une séance ; jamais il ne voulut se soustraire à une obligation, et personne ne me démentira si je dis que la prospérité de la Société de biologie est en grande partie son œuvre. Honneur donc, au nom de tous les physiologistes français, à cet admirable défenseur de la physiologie, qui a vécu sans peur et sans reproche, dans le culte de la vérité et de la justice ! »

∴

Quand les discours portés à l'ordre du jour de la réunion eurent été prononcés, M. le professeur Chauveau, président de l'Académie de médecine, se levant à son tour, remercia les organisateurs de la manifestation en l'honneur de Dumontpallier pour lequel il avait toujours éprouvé les sentiments de la plus vive affection. Il s'associa aux éloges qui avaient été prononcés et déclara qu'il avait été heureux de voir revivre la personnalité de l'homme de grand caractère et d'esprit généreux que fut Dumontpallier.

Après lui M. le professeur Dastre, président de la Société de biologie, en quelques mots expressifs évoqua le souvenir des services inoubliables rendus par Dumontpallier à la biologie et aux diverses branches de la médecine vers lesquelles s'était orientée son activité.

---

## BANQUET

Après l'inauguration du buste de Dumontpallier un banquet a eu lieu en l'honneur des délégués étrangers. Cette réunion qui réunissait les délégués, les organisateurs, les membres de la psychothérapie et les membres de la famille de Dumontpallier, comprenait également un assez grand nombre de dames. Le total des convives s'élevait à quatre-vingts.

Le banquet était présidé par M. le Dr Ladame, de Genève ; à ses côtés avaient pris place M. Boirac, recteur de l'Académie de Dijon ; M. Lionel Dauriac, professeur honoraire de la faculté de Montpellier ; M. Moret, vice-présidents de la Société ; le professeur Beauvisage, sénateur du Rhône ; M. le professeur Hallopeau, membre de l'Académie de médecine ; M. Jean Dumontpallier ; M. Pierre Dumontpallier et M. Leclerc Dumontpallier, fils, petit-fils et gendre de celui dont on honorait le souvenir ; M. le Dr Bérillon, secrétaire général de la Société de psychothérapie ; M. le Dr Witry, (de Metz) ; M. le professeur Sydney Alrutz, (d'Upsal) ; M. le Dr Mechelin (d'Helsingfors) ; M. le Dr Paul Joire, (de Lille) ; M. le Dr Farez, secrétaire général adjoint ; M. le Dr Packiewicz ; M. le Dr de Torrès, (de Luchon) ; M. le Dr Foveau de Courmelles ; M. Jules Bois, homme de lettres ; Mlle Hemmerlé, statuaire ; M. le Dr Dinguizli (de Tunis) ; Mme la doctoresse Roussel, (de Rouen) ; M. le Dr Artault de Vevey ; M. le Dr Le Menant des Chesnais ; M. le Dr Pottier, directeur de la maison de santé de Picpus ; M. Loo-Chang, (de Shangaï) ; M. le Dr Tourtourat, secrétaire général du Syndicat des médecins de Paris ; Even, directeur de la *Semaine vétérinaire* ; M. Guilhermet, avocat à la cour, professeur à l'école de psychologie ; M. le Dr Guelpa ; M. le Dr Chevallereau, médecin en chef des Quinze-Vingts ; Mr le Dr Cornet, médecin en chef de la préfecture de la Seine ; M. Année, avoué honoraire, vice-président des Normands de Paris ; M. Albert Jounet ; M. Lesur, ingénieur. MM. Louis Favre, Lépinay, Gosset, M. le Dr Iribarne, M. Saintyves, professeurs à l'école de psychologie, M. Grollet, secrétaire général de la Société de pathologie comparée ; M. le Dr Namorado, de Lisbonne.

M. le Dr Lombard, conseiller d'arrondissement de la Seine ; M. le Dr Amouroux ; M. le Dr Bonnet-Lemaire ; M. le Dr de la Fouchardière ; M. le Dr Daboc ; M. le Dr Quéry ; M. le Dr Henri Aimé ; M. le Dr Saint-Hilaire, médecin de l'Institut départemental des Sourds-muets ; M. le Dr Mercier ; M. le Dr Suvor ; M. le Dr Javorski ; M. Quinque directeur de l'Etablissement médico-pédagogique de Créteil ; M. le Dr Nermord ; M. Olivlero ; M. Collin ; M. Levasseur, avocat à la cour ; Mlle Lucie Bérillon, professeur au lycée Molière ; M. Legrand ; M. Berlo-Caffarel ; Mlle Dyvrande, avocat à la cour ; M. le Dr Borde ; M. Boirac, interne des hôpitaux ; M. Lavault, médecin-vétérinaire ; Mme d'Arcy ; M. le Dr Pétrowitch ; M. le Dr Crank, etc.

A la fin du banquet M. le Dr Bérillon, après avoir souhaité la bienvenue aux délégués étrangers, expose le rôle joué par Dumontpallier dans la création de la Société de psychothérapie et de l'école de psychologie. Après avoir rappelé les assises du congrès de l'Hypnotisme expérimental tenu à l'Hôtel-Dieu de Paris en 1889 où, sous la présidence de Dumontpallier, eut lieu le premier groupement de tous les adeptes de l'hypnotisme scientifique, il remercie M. le Dr Ladame de son dévouement à la cause de la psychologie expérimentale et de la psychothérapie. Au premier congrès de l'hypnotisme, M. le Dr Ladame a, dans un rapport des plus remarquables, indiqué la nécessité d'incorporer la pratique de l'hypnotisme dans la thérapeutique des maladies du système nerveux. M. le Dr Ladame, prenant alors la parole, prononça le discours suivant :

### Discours de M. le Dr Ladame (de Genève)

« Mesdames, Messieurs,

« En m'invitant à occuper la présidence de cette réunion, vous avez été certainement inspirés par le désir de reconnaître la part importante prise par les médecins suisses dans l'étude de la psychothérapie et de l'hypnotisme. Nos compatriotes ont, parmi les premiers, compris l'intérêt considérable qui se dégageait de ces questions et la révolution qu'elles allaient apporter dans la thérapeutique des névroses. C'est donc au pays que je représente et à mes compatriotes que je reporterai l'honneur que vous m'avez fait. M. le Dr Bérillon a rappelé la part prise par moi au premier Congrès expérimental de l'hypnotisme expérimental et thérapeutique. Je n'ai pas oublié les discussions passionnées auxquelles ont donné lieu les conclusions de mon rapport sur la réglementation de l'hypnotisme. Je me souviens également de la satisfaction que j'ai éprouvée en voyant les conclusions que j'avais longuement étudiées, adoptées par la presque unanimité du Congrès. De ces assises mémorables dans lesquelles l'hypnotisme a conquis définitivement droit de cité dans la science médicale, comment ne garder un souvenir toujours vivant. Je me souviens de l'impartialité avec laquelle les débats furent dirigés par Dumontpallier. C'est à son autorité qu'ils durent d'atteindre un degré aussi élevé d'importance et d'élévation. Il fut le lien par lequel tant de bonnes volontés, jusqu'alors éparses, formèrent un groupe compact, uni dans l'amour de la science. Tous ceux qui assistèrent au Congrès ont conservé de sa personnalité si bienveillante, un souvenir affectueux.

« Aussi, je me suis empressé de répondre à votre appel quand vous m'avez invité à me retrouver avec vous pour honorer sa mémoire.

« J'ai constaté avec satisfaction que les études sur l'hypnotisme n'avaient en rien perdu dans votre pays de leur intérêt ni de leur activité.

« Dans leurs banquets organisés par les savants anglais, les toasts sont brefs. A la fin le président se lève et tenant son verre à la main, il prononce ces simples mots : « Au roi ! » J'ai toujours admiré cet exemple de concision.

« Permettez-moi, comme citoyen suisse, représentant de cette vieille république sœur aînée de la vôtre, à laquelle nous rattachent tant de liens amicaux, de lever mon verre et de résumer dans ces paroles qui expriment toutes les sympathies que j'éprouve pour votre généreux pays : A Dumontpallier ! à la France ! »

Après d'autres toasts furent portés par M. Boirac, au fondateur de la Société de psychothérapie et d'hypnologie ; par M. Lionel Dauriac, au président de la Société, M. le Dr Jules Voisin ; par M. le professeur Beauvisage, aux organisateurs de la réunion et aux savants étrangers ;

M. le Dr Witry (de Metz) exprima ensuite les liens de solidarité qui unissent les esprits scientifiques de tous les pays à ceux de la France ; M. le Dr Cornet, prit la parole au nom du Syndicat de la presse scientifique ; M. Loo-Chang, de Schangaï, formula les souhaits d'une entente cordiale entre la nouvelle République de la Chine et la République Française ; M. le Dr Chevallereau, ancien interne de Dumontpallier, évoqua la mémoire du maître disparu ; M. le professeur Hallopeau, membre de l'Académie de médecine, fit ressortir le grande autorité scientifique de son collègue de l'Académie. M. Jules Bois, célébra la collaboration de l'art à toutes les fêtes de la science et félicita Mlle Hemmerlé, d'avoir d'une façon si magistrale, reproduit dans le bronze la physionomie du maître disparu. M. le Dr Foveau de Courmelle insista particulièrement sur le désintéressement apporté par Dumontpallier dans tous les actes de sa vie. Alors qu'il allait publier un livre sur l'hypnotisme, il était allé trouver Dumontpallier pour s'entretenir avec lui des études auxquelles il prenait tant d'intérêt. Dumontpallier ne lui parla que des travaux de ses collaborateurs et de ses élèves, insistant surtout sur l'importance des recherches de Burq sur la métallothérapie. Ainsi se révélait toujours la noblesse de son caractère. M. le Dr Paul Farez rappela les grands services rendus à la Société par MM. Boirac et Lionel Dauriac, vice-présidents de la Société et premiers collaborateurs de Dumontpallier. Enfin M. Aunée, vice-président des Normands de Paris célébra la gloire de son illustre compatriote et M. Guilhermet, avocat à la cour, termina la série des toasts, tous exprimés avec une brièveté qui n'excluait ni le charme ni l'éloquence, en parlant au nom des professeurs de l'Ecole de psychologie.

Quand les toasts furent terminés, M. Jean Dumontpallier, remercia au nom de toute sa famille, dans les termes les plus éloquents, tous ceux qui avaient tenu à apporter un tel témoignage de fidélité à la mémoire de son père.

www.ingramcontent.com/pod-product-compliance
Lightning Source LLC
LaVergne TN
LVHW020040170826
845678LV00001B/358

* 9 7 8 2 3 2 9 6 9 0 3 5 3 *